TRAITÉ DU PIED

CONSIDÉRÉ

DANS LES ANIMAUX DOMESTIQUES

IMPRIMERIE
DE MADAME HUZARD (NÉE VALLAT LA CHAPELLE),
rue de l'Eperon, n°. 7.

TRAITÉ

DU PIED

CONSIDÉRÉ

DANS LES ANIMAUX DOMESTIQUES,

Par J. GIRARD,

Directeur de l'École royale vétérinaire d'Alfort, ancien Professeur dans le même Établissement, Membre titulaire de l'Académie royale de médecine, de la Société royale et centrale d'agriculture, etc.

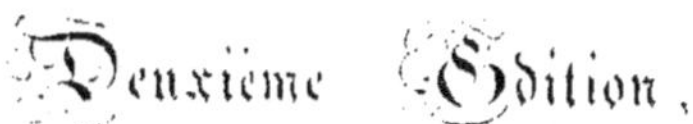

ROYALE, CORRIGÉE ET AUGMENTÉE, AVEC FIGURES.

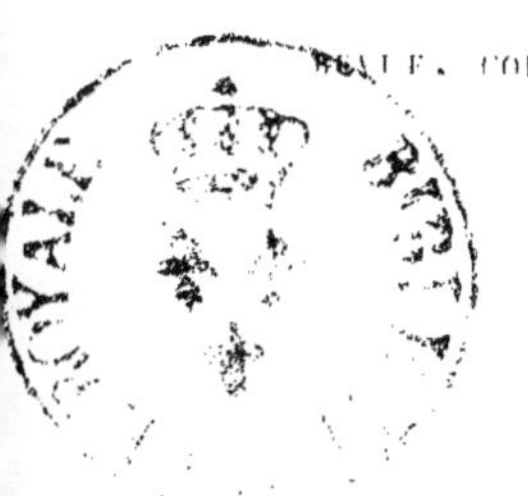

PARIS,

MADAME HUZARD (NÉE VALLAT LA CHAPELLE,)

LIBRAIRE, RUE DE L'ÉPERON, N° 7.

1828

TABLE DES MATIÈRES.

TROISIÈME PARTIE.

QUATRIÈME PARTIE.

FIN DE LA TABLE.

INTRODUCTION.

En faisant servir les animaux domestiques à ses besoins et à ses plaisirs,
l'homme a dû nécessairement les exposer
à une foule d'altérations, dont ils sont
exempts dans l'état sauvage et de liberté
complète. Toutes les choses qui tiennent
de la domesticité, comme le régime alimentaire, les exercices, les habitations, etc.,
modifient prodigieusement l'organisme de
ces êtres asservis : elles favorisent, il est
vrai, certains développemens, ainsi que
leur multiplication ; mais elles deviennent
en même temps les sources de différens
dérangemens dans l'exercice de leurs fonctions. Il y a donc des maladies de servitude ; et ces affections, incontestablement
les plus nombreuses, ne sont pas toujours
les mêmes : elles varient et se montrent avec

différens caractères, suivant les influences pernicieuses auxquelles les animaux se trouvent exposés, d'après les services qu'ils sont susceptibles de rendre. Ainsi, le cheval, l'âne et le mulet, dont les dépouilles, après la mort, sont à-peu-près de nulle valeur, et qui ne sont réellement utiles que par les travaux auxquels nous les soumettons, éprouvent tous les accidens que peuvent occasioner les fatigues et les intempéries. Parmi ces quadrupèdes, dont la conservation en santé est si importante, un grand nombre meurt par suite d'arrêts de transpiration, de maladies de poitrine, d'indigestions, de coliques, etc.; beaucoup succombent à des accidens imprévus; d'autres sont les victimes de certaines imprudences ou de la barbarie de leurs conducteurs; mais la plus grande partie de ces monodactyles finissent par la ruine des membres, sur-tout par celle des pieds, qui, en raison de leur structure organique et de leurs usages, sont évidemment les régions du corps les plus sujettes aux conséquences fâcheuses de la domesticité.

Les bêtes bovines, dont les services sont si variés et les dépouilles si avantageuses, ont aussi leurs affections de domesticité toujours plus ou moins fréquentes et différentes, suivant les conditions dans lesquelles les animaux sont entretenus. La vache laitière ressent toutes les influences fâcheuses qui résultent d'un séjour permanent dans une étable et d'une sécrétion continuelle de lait. La maladie connue sous le nom de *pommelière* est en quelque sorte son partage; ses sabots acquièrent le plus souvent un accroissement extraordinaire, parfois ils se contournent et prennent la forme du pied-bot. Le bœuf qui porte le joug éprouve à-peu-près les mêmes affections que le cheval, et se trouve, comme lui, exposé à une foule de maux de pied.

Les bêtes à laine, si précieuses par leur toison et par leur chair, périssent le plus souvent par des écarts de régime alimentaire ou hygiénique, et elles souffrent fréquemment des pieds.

Il est constant que, chez les monodactyles et le bœuf employés à l'agriculture, les préjudices de la servitude se font remarquer plus particulièrement aux pieds, qui se déforment, s'altèrent plus ou moins, suivant le genre de travail auquel ces quadrupèdes sont soumis, selon les terrains qu'il foulent ou sur lesquels ils séjournent : aussi les maux de pieds sont-ils d'autant plus fréquens et plus pernicieux, que les animaux marchent plus souvent et plus long-temps sur des chemins ferrés, pavés et pierreux. C'est surtout dans les grandes villes, telles que Paris, que les chevaux éprouvent tous les inconvéniens du travail sur le pavé, toujours inégal, le plus souvent plombé, mouillé et couvert de boue. Les glissades, les faux pas continuels dont ils ne peuvent se garantir, faussent en peu de temps les articulations

inférieures de leurs membres, et déterminent les détériorations des pieds. Ces
altérations deviennent même si fréquentes que, sur un seul cheval boiteux de
la hanche ou de l'épaule, il y en a cent
qui boitent du pied (1). Il n'est donc pas
étonnant que, dans les villes et dans tous
les lieux environnant les routes très-fré-
quentées, les vétérinaires aient à traiter
une quantité de boiteries et d'altérations
du sabot, qu'ils rencontrent rarement
ailleurs.

Ce court aperçu suffit pour faire sentir
combien les bonnes ou mauvaises qualités des pieds sont importantes à considérer, pour le choix et l'acquisition d'un
animal que l'on destine à un travail quelconque, ou que l'on se propose de sou-
mettre à des voyages longs et pénibles.
« Le premier objet à examiner dans l'é-

(1) Voyez *Observations et découvertes sur des chevaux,
avec une nouvelle pratique sur la ferrure*, par Lafosse père.
Paris, 1754, page 29

» tat d'un cheval, dit Xénophon (1), ce
» sont les pieds. Une maison, quelque
» agréablement que soient construites ses
» parties supérieures, ne sera jamais ha-
» bitable si elle est assise sur de mauvais
» fondemens. De même un cheval ne sera
» jamais solide, eût-il tout le reste bien
» fait, s'il pèche par les pieds : ce vice
» nuit à ses autres bonnes qualités. »

Les altérations des sabots ont des suites
d'autant plus graves, que l'on est peu à
portée d'avoir un bon maréchal qui puisse,
par le secours de la ferrure, en arrêter ou
en modérer les effets toujours fâcheux.
Le pied exige en général une étude suivie,
approfondie ; il demande surtout une
connaissance parfaite de l'ordre et de l'arrangement de ses parties constituantes.
Mais pour tirer de ces notions partielles
d'anatomie toutes les inductions utiles

(1) *Traité de la Cavalerie*, traduit par Dupaty de Clam
1771. In-8°., pages 2 et 3.

et en faire, dans tous les cas, de justes applications, il ne suffit pas d'avoir une idée générale de la structure organique du pied, de savoir seulement que cette extrémité de la région digitée est composée d'os, de ligamens, d'un coussinet plantaire, d'un tissu vasculo-nerveux, disposé en membrane, et que l'ongle en forme toute l'enveloppe extérieure; il faut encore se pénétrer intimement de la disposition respective de ces diverses parties, et bien saisir les propriétés particulières de chacune d'elles ainsi que les phénomènes variés qui peuvent dériver de leurs actions successives et simultanées. Sans ces notions spéciales, il serait impossible d'apprécier tous les changemens et altérations qui peuvent être les résultats, soit des foulées sur le sol, soit du choc des corps extérieurs sur le sabot, soit du séjour trop prolongé des pieds dans les boues âcres et autres substances irritantes.

Convaincus de l'utilité et de l'importance d'un pareil sujet, presque tous ceux qui ont écrit sur l'extérieur, sur l'anatomie, les maladies et la ferrure du cheval, nous ont laissé quelques détails sur la structure organique du pied. Dans l'histoire succincte de l'anatomie vétérinaire, nous avons signalé les principales productions en ce genre; nous allons en présenter ici un précis analytique, afin d'établir l'état actuel de nos connaissances sur cet objet, qui a été si négligé par les anciens.

Lafosse père, auquel la chirurgie vétérinaire est si redevable, conçut le premier l'idée de baser la pratique de la ferrure sur la structure organique du pied. Son opuscule, relaté à la note de la page xv, renferme une table anatomique, accompagnée de deux planches, dont les figures représentent en petit diverses parties du pied, que l'auteur ne fait qu'indiquer. Cette table n'est à la vérité qu'une ébauche d'anatomie, qu'un objet accessoire aux sujets principaux de l'ouvrage; mais elle fut suffisante, à l'époque où elle parut, pour poser les bases fondamentales d'une ferrure rationnelle , pour renverser toutes les idées routinières et pour amener une heureuse révolution. Le travail esquissé par le père reçut, quelques années plus tard, par les soins particuliers du fils, une grande extension, et l'anatomie du pied fut traitée dans le *Manuel d'hippiatrique* publié en 1766, avec des détails qui, s'ils ne sont pas complets, ont le mérite de l'exactitude.

L'auteur du Manuel dont il s'agit examine d'abord le sabot, ensuite les parties contenues, les dures et les molles : il attribue aux arcs-boutans non-seulement la propriété de servir d'étais aux talons et de les empêcher de se rapprocher l'un de l'autre, mais encore d'être les soutiens de l'os coronaire, qui porte le quart de la pesanteur de la masse de l'animal et quelquefois la masse totale. Il pense que la muraille et la sole sont des expansions des nerfs et des vaisseaux lymphatiques : il dit qu'il n'y a pas dans le cheval de partie aussi sensible que le pied , ou au moins dans laquelle il éprouve tant de douleur. Il décrit les différentes chairs sous-ongulées , sans parler de leur texture et de leurs propriétés particulières. Il distingue trois sortes de ligamens articulaires : 1°. les latéraux , au nombre de deux, l'un interne, l'autre externe; 2°. les transversaires ou ligamens propres à l'os de la noix; 3°. enfin, le capsulaire, mais il n'indique pas les boursouflemens qu'il est susceptible de former.

Dans son *Traité de ferrure* , dont la première édition est de 1771, le célèbre Bourgelat fait connaître successivement les diverses parties constituantes du pied ; il décrit en premier lieu le sabot et passe ensuite en revue les différens objets qui sont renfermés dans la boîte cornée, et sur lesquels il insiste peu. Ses considérations fort étendues sur la structure du sabot,

sur son accroissement, sur son mode d'u-
nion avec les tissus sous-jacens, sur ses
propriétés les plus remarquables, ne manquent sûrement pas d'intérêt; mais elles
ne sont pas toutes présentées avec la même
clarté; quelques-unes sont même si obs-
cures, qu'il est difficile de bien saisir
toutes les idées que l'auteur a voulu rendre : telle est du moins l'impression que
m'a toujours faite la lecture du passage qui
suit la description des parties contenues; il
renferme l'explication des lois d'après lesquelles le pied peut fouler franchement le
sol et supporter le poids du corps sans res-
sentir une douleur aigue. Parmi les circonstances qui, selon Bourgelat, mettent
le pied à l'abri de cette impression douloureuse, on doit comprendre la direction de
l'os principal, l'articulation du petit sésamoïde et du dernier phalangien avec l'os
de la couronne, le mode d'union de l'enveloppe cornée avec les chairs intérieures;
enfin l'élasticité répartie à chaque région

du sabot. Les expériences citées à l'appui
de cette dernière propriété ne nous paraissent ni heureusement choisies ni bien con-
cluantes. Bourgelat ne reconnaît, comme
Lafosse, que deux ligamens articulaires
latéraux, l'un externe et l'autre interne,
et il n'indique pas les boursouflemens que
la capsule synoviale articulaire est susceptible de former.

Cette manière de considérer la ferrure,
en commençant par l'anatomie du pied,
trouva des imitateurs chez les étrangers;
M. Edward Coleman, directeur et professeur au Collége vétérinaire de Londres, fit paraître, en 1802, un ouvrage
sur la ferrure, rédigé sur le même plan
que ceux de Lafosse et de Bourgelat. L'a-
natomie du pied, qui forme la première
partie du livre anglais, n'est qu'une copie
ou un extrait des écrits antérieurs de Lafosse fils sur le même sujet. Les planches
nombreuses qui accompagnent cet ouvrage et qui représentent diverses coupes,

sont doubles, les unes gravées au simple trait, et les autres enluminées avec un grand soin (1).

Sentant l'importance d'un ouvrage spécialement consacré aux altérations si variées du pied, je rédigeai et fis imprimer en 1813 le Traité dont je donne aujourd'hui une seconde édition, après y avoir fait les additions et changemens que la réflexion, les observations recueillies et les progrès de la science m'ont permis d'y introduire. Le plan sur lequel fut conçu cet opuscule et qui consiste à donner d'abord l'anatomie chirurgicale, m'a paru tellement avantageux, que je n'ai pas hésité à l'adopter dans la rédaction de deux autres productions concernant la chirurgie vétérinaire (2).

––––––––––––––––––––––

(1) Le professeur Gohier publia, en 1804, deux *Tableaux synoptiques sur la ferrure*; comme ces *Tableaux* ne renferment aucune considération sur l'anatomie du pied, nous nous bornons à les indiquer en note; mais nous en parlerons à l'article de l'Exposé des principes de ferrure.

(2) 1°. *Mémoire sur les calculs vésicaux et sur l'opéra-*

Je vais maintenant rendre compte des recherches faites et publiées depuis 1813 sur la structure du pied. La plus remarquable de ces nouvelles productions est la traduction en français de l'ouvrage de M. Bracy-Clark, dont l'original anglais parut à Londres en 1809. Cette traduction libre, et accompagnée de huit planches, a été tour à tour attaquée et louée (1)

---

tion de la taille, *dans le cheval.* Brochure in-8°., Paris, 1823, avec planches.

2°. *Traité des hernies inguinales dans le cheval et autres monodactyles,* avec atlas, in-4°. Paris, 1827, chez Mme. Huzard, rue de l'Éperon, n°. 7.

(1 Cette traduction, imprimée à Paris en 1817, est assurément le travail de plusieurs. Le titre du livre porte que l'ouvrage a été *traduit de l'anglais et revu par l'auteur* M. Bracy-Clark; suivant un avis inséré au troisième feuillet et daté de Londres, le 11°. mois novembre 1816 M. Huzard père apporta en Angleterre la traduction française toute faite, et la communiqua à M. Bracy-Clark, qui y fit des additions. L'avis n'indique pas l'auteur de cette traduction, il ajoute seulement que M. Huzard fils aîné vint à Londres, s'instruisit des vérités qu'elle contenait; qu'il s'entendit avec M. Bracy-Clark pour revoir tête-à-tête cette production et la rendre plus claire et plus conforme au texte

L'ouvrage dont il est question est entièrement dirigé contre la ferrure; l'on y retrace avec autant d'art que de soin les différens préjudices de cette pratique, que l'on représente comme étant la principale source des détériorations du pied. Dans l'introduction qui se trouve en tête, l'auteur, ou mieux, les auteurs semblent s'attribuer la découverte de la sensibilité du pied, et ils s'étonnent de l'obstination que l'on a mise à nier l'existence de cette importante propriété. Ce reproche ne peut certainement pas s'adresser aux écrivains français précédemment cités; car aucun d'eux ne parle du pied comme d'une simple machine de corne, sur laquelle on peut manœuvrer impunément et sans crainte d'ex-

original. Le titre et l'avis impliquent évidemment contradiction. D'après le titre, M. Bracy-Clark serait l'auteur de la traduction; et d'après l'avis, la traduction aurait été faite en France et serait devenue la propriété de MM. Huzard. Toutefois, il est constant que cette traduction a reçu des additions et des changemens, auxquels M. Huzard fils a coopéré

citer des douleurs; tous considèrent, au contraire, cette extrémité des membres comme susceptible d'être irritée, et l'un d'eux dit expressément que le pied est la partie où le cheval éprouve les plus vives impressions.

Pour arriver plus sûrement à son but, celui de démontrer les graves inconvéniens de la ferrure, M. Bracy-Clark commence par développer l'élasticité du sabot, dont il s'approprie la découverte. Cette dernière prétention nous paraît trop exclusive, tâchons d'établir l'état des choses. Lafosse et Bourgelat n'ignoraient sûrement pas que le pied du cheval jouit d'une certaine souplesse et d'une élasticité particulière : il est vrai qu'ils n'ont pas examiné ces propriétés sous leurs différens rapports; mais ils en font mention dans plusieurs passages de leurs écrits, où ils les produisent à l'appui de certains faits. M. Goodwin, vétérinaire et compatriote de M. Bracy-Clark, a eu la générosité de

réclamer, au sujet de l'élasticité du sabot,
en faveur d'un auteur français : je trans-
cris le passage qui se trouve à la page 107
de la traduction française de son ouvrage (1).

« La propriété flexible et élastique du
sabot a été connue de beaucoup d'écrivains
qui vivaient bien avant lui (M. Bracy-
Clark). » Dans une traduction anglaise des
OEuvres de Lafosse, il est dit, page 86 :
« Le talon se trouvera en contact avec l'é-
ponge du fer; car le sabot est *flexible*, »
et page 101 : « Le sabot, par sa *flexibilité*, suit l'éponge du fer; » et il ajoute
plus loin : « Moins le fer est volumineux,
plus le sabot est *flexible*. » Or, M. Bracy-
Clark a donné dans son ouvrage une planche du fer recommandé par Lafosse : donc

______

(1) *Guide du vétérinaire et du maréchal, pour le fer-
rage des chevaux et le traitement des pieds malades;* trad.
de l'anglais de Goodwin, médecin-vétérinaire des écuries
de S. M. Britannique. Paris, 1827.

il connaissait les opinions de cet auteur sur la flexibilité du sabot. Si M. B.-Clark n'a pas aperçu, le premier, l'élasticité du pied, il a le mérite de l'avoir exposée avec un rare talent et d'une manière qui ne laisse rien à désirer : ses considérations sur ce sujet sont lumineuses, savantes ; ses démonstrations positives et sans réplique. Espérons que les inductions à tirer de ces beaux développemens ne serviront pas seulement à prouver les préjudices de la ferrure, mais qu'elles mettront, un jour, sur la voie des moyens les plus propres à prévenir ou diminuer, autant que possible, les inconvéniens d'une pratique dont l'utilité est généralement reconnue.

M. B.-Clark dit avoir, le premier, fait connaître la composition du sabot, dans lequel il a distingué trois sortes de corne, celle de la muraille, celle de la sole et celle de la fourchette ; il prétend aussi avoir prouvé que ces trois parties constituantes, si différentes entre elles par leur

texture et leurs propriétés, sont simplement unies les unes aux autres : mais ne me serait-il pas permis de réclamer une petite part de cette démonstration, concernant l'organisation du sabot? Je n'ai eu connaissance de l'ouvrage original de M. B.-Clark que par la traduction française de 1817, et l'on trouve dans mon *Traité du pied*, imprimé en 1813, la phrase suivante, page 52 : « Le sabot est réellement com-
» posé de trois sortes de corne simplement
» accolées ensemble, qui se séparent l'une
» de l'autre par la macération long-temps
» continuée, et qui ont des propriétés
» différentes. » Cette phrase et les autres détails produits dans cette édition, sur la nature et les propriétés de ces différentes cornes, ne pouvaient être ignorés de tous les collaborateurs du livre traduit de l'anglais; car la troisième partie de cette traduction renferme plusieurs passages qui me semblent avoir été tirés du Traité précité; elle contient en outre deux ex-

pressions qui me sont propres, et dont une est hybride.

Après avoir fait connaître les expérien-ces ingénieuses qu'il a faites pour démon-trer les mauvais effets de la ferrure, M. B.-Clark indique les efforts tentés simultané-ment pour remédier aux accidens qu'elle occasione. Parmi les moyens employés pour combattre le resserrement du sabot, l'on est surpris d'y voir figurer la méthode d'ouvrir les talons. Malgré la contre-indi-cation d'une telle opération, l'auteur est quelquefois parvenu à rendre au sabot sa forme primitive, sans que pour cela la claudication ait cessé. Dans ces cas, il at-tribue la boiterie à des altérations des tis-sus intérieurs, et il considère la maladie comme incurable.

En résumé, M. Bracy-Clark a fait preuve de beaucoup de savoir et d'une grande érudition, sur-tout dans la disser-tation historique qui termine son ouvrage : il a parfaitement bien développé la cons-

truction et les fonctions du sabot du cheval ; il a expliqué d'une manière curieuse
tous les accidens de ferrure ; mais son travail eût été bien plus avantageux s'il eût
indiqué les moyens de les prévenir ou de
les guérir : sous ce rapport, il laisse tout
à désirer.

Je quitte à regret M. B.-Clark pour
passer au *Cours théorique et pratique de
maréchalerie vétérinaire*, publié par F.-
Jauze, Paris, 1818. Ce volumineux ouvrage n'a fait faire aucun pas à la science ; il
n'est qu'une compilation informe et indi-
geste de différens écrits antérieurs, sur-
tout du *Traité de ferrure* par Bourgelat,
et il ne mérite aucune attention sérieuse (1).

Il me reste à parler d'un opuscule
anglais qui a été imprimé en 1820 et
traduit en français en 1827, avec quel-

---

(1) Pour obtenir le débit de l'ouvrage, l'on a placé en
tête un nouveau titre, annonçant une seconde édition, et
l'année 1827.

ques annotations par M. Berger, vétérinaire aux Gardes-du-Corps du Roi. Cette production, due à la plume de M. Goodwin, et que nous avons déjà eu l'occasion de citer, prouve avec quel zèle on s'occupe, dans la Grande-Bretagne, de tout ce qui peut contribuer à la conservation du cheval. Elle renferme plusieurs articles intéressans sur l'anatomie et les maladies du pied, sur la ferrure et les moyens de remédier aux effets pernicieux qui en résultent; enfin l'on y trouve quelques remarques assez curieuses sur l'organisation du Collége vétérinaire de Londres, et sur la manière dont se font les concours dans cet établissement (1).

Au chapitre dix-septième, M. Goodwin rapporte que M. James Clark, d'Édimbourg, a démontré, bien avant M. Bracy-

____

(1) Dans la traduction de l'ouvrage anglais de Délabère-Blaine, imprimée en 1803, on trouve une histoire détaillée de la fondation du Collége dont il s'agit.

Clark, l'élasticité du sabot et les barres ou bordures du pied; il blâme aussi les dénominations nouvelles de ce dernier, et il démontre les inconvéniens de son fer à double charnière. Les notes insérées dans la traduction du livre de M. Goodwin sont en général exactes; mais elles auraient pu être plus étendues, et peut-être aussi plus heureusement choisies.

En ce qui concerne la structure organique du pied des animaux domestiques, autres que les monodactyles, l'on ne rencontre dans les ouvrages où il est question des altérations particulières à cette extrémité des membres, que des notions incomplètes et des indications isolées. Dans l'un des mémoires imprimés à la suite de la première édition de l'*Anatomie des animaux domestiques*, j'ai présenté le tableau de la structure du pied, considéré dans tous les quadrupèdes domestiques, et j'ai développé d'une manière succincte ce que cette région peut offrir de plus important pour la pratique.

Ce mémoire, destiné à faire partie d'un livre élémentaire déjà très-volumineux pour des étudians, qui ont beaucoup à apprendre, ne pouvait comporter tous les détails que nécessitait le sujet. Je fus obligé de le rédiger sur le plan que j'avais suivi pour les autres articles de l'anatomie, conséquemment de le rendre aussi concis que possible : je me bornai donc à une simple indication des objets les plus essentiels pour l'étude des défectuosités et des maladies. J'exposai en même temps les motifs qui me déterminaient à reprendre ce premier travail, à le refondre et à lui donner l'extension dont il pouvait être susceptible. Un livre spécialement destiné à faire connaître l'organisation et les altérations du pied devenait d'autant plus utile, que si l'on parcourt les différens auteurs où il est question des accidens de la région digitée dans les quadrupèdes domestiques, on trouve une telle diversité, une telle confusion dans les descriptions, qu'il est souvent difficile de s'y reconnaître. Le vétérinaire n'y puise que des notions vagues, incertaines et trop souvent empreintes d'erreurs.

L'édition que je publie aujourd'hui renferme plusieurs changemens et additions; certaines maladies, comme les javarts, les eaux aux jambes, le crapaud, etc., comportent de plus grands détails, tant à cause de l'importance des matières, qu'en raison des nouveaux documens qu'il était utile d'introduire dans la description de ces affections; les molettes, les excroissances cornées donnent lieu à des articles qui n'existaient pas dans le Traité de 1813; j'ai aussi parlé de la vieille boiterie, afin d'avoir occasion de faire connaître l'opération chirurgicale, qui consiste à retrancher une portion des nerfs latéraux du pied, et que l'on a désignée sous le nom de *névrotomie*. Le corps de l'ouvrage comprend quatre parties : la première est consacrée à l'anatomie du pied dans le cheval, qui sert de type de comparai-

son; la deuxième présente la tableau de
ses défectuosités ; la troisième est consacrée à ses maladies ; et la quatrième expose toutes les différences que peut offrir
le pied des autres animaux domestiques,
comparé à celui du cheval. Il eût peut-
être paru plus clair, il eût été plus exact
de donner d'abord la partie anatomique
dans tous les animaux, et de considérer en dernier lieu les défectuosités et les
altérations, tant dans le cheval que dans
les autres espèces soumises à l'état de domesticité. Ce plan m'a présenté plusieurs
inconvéniens, qui m'ont déterminé à adopter et à suivre de préférence la première
méthode. Le développement de chaque
difformité, de chaque maladie, et sur-
tout celui des opérations chirurgicales, rap-
pellent sans cesse l'ordre, l'arrangement,
la disposition et quelquefois même l'action des parties constituantes. Certaines
affections, telles que le piétin et le fourchet
du mouton, n'appartiennent et ne se font

remarquer que dans quelques races d'animaux dont le pied a une organisation propre à leur donner lieu ; d'autres, comme la limace dans le bœuf, l'aggravée dans le chien, ont des caractères tout particuliers ; l'anatomie rend raison de toutes ces particularités et éclaire le praticien sur les différens moyens de guérison. Il convenait donc de ne pas isoler la connaissance de cette branche si importante des études vétérinaires, et de ne pas trop l'éloigner de celle qui a pour but l'examen des altérations propres au pied de chacun des animaux domestiques.

En établissant le cheval pour type de comparaison, j'ai dû nécessairement faire connaître en détail tout ce que le pied de ce quadrupède offre d'utile et d'important sous le rapport de sa structure organique, de ses difformités et de ses altérations. Pour présenter ces diverses considérations avec toute la méthode possible, je les ai examinées successivement, sans intercaler des comparaisons, qui auraient pu donner lieu à des digressions nuisibles et capables de porter de la confusion dans l'enchaînement des descriptions. Les différences observées chez les autres animaux m'ont paru plus convenablement placées dans des articles séparés. Il est d'ailleurs plus commode, plus avantageux pour le praticien de trouver réuni tout ce qui concerne le pied de chaque genre d'animaux, et de ne pas être obligé, lorsqu'il étudie, par exemple, les maladies du pied du bœuf, de rechercher dans un des articles précédens ce qui a été dit sur la structure particulière de cette partie.

Pour compléter ce travail, j'ai cru devoir consacrer un article au pied des oiseaux de basse-cour ; leurs pattes offrent plusieurs considérations utiles, qui ne doivent pas être ignorées d'un vétérinaire et qu'il était important d'indiquer.

J'ai conservé les six planches qui se trouvent dans la première édition, et dont quatre ont été dessinées par M. Huzard fils, alors répétiteur à l'École d'Alfort. J'avais bien l'intention de remplacer ces planches par de nouvelles ; mais j'ai été arrêté par la dépense qu'aurait entraînée un tel travail. Les deux premières planches donnent une idée de l'anatomie du pied du cheval ; celle qui suit offre des modèles de différens fers employés pour le même quadrupède ; les trois dernières sont relatives au pied des autres animaux domestiques, comparé à celui du cheval.

TRAITÉ DU PIED

CONSIDÉRÉ

DANS LES ANIMAUX DOMESTIQUES.

PREMIÈRE PARTIE.

ANATOMIE DU PIED.

Le pied des quadrupèdes termine chaque membre, et porte à son extrémité une production cornée, plus ou moins étendue et différemment disposée, suivant les genres. Dans une acception générale et applicable à tous les animaux domestiques, on doit le considérer comme composé de trois régions principales, qui sont, pour le membre antérieur, le *genou*, le *canon* et la *région digitée*; et pour le postérieur, le *jarret*, le *canon* et la *région digitée* (1).

---

(1) Le genou du cheval et des autres quadrupèdes domestiques correspond au poignet de l'homme, et le talon de celui-ci se rapporte à la pointe du jarret des quadrupèdes.

Mais, dans les solipèdes, on désigne par le terme de pied la seule portion des membres sur laquelle l'animal prend son appui, et que l'on appelle généralement l'*ongle* ou le *sabot*. Ainsi, le pied des monodactyles ne dépasse pas la partie encroûtée de corne; tandis que, dans les fissipèdes, dont les ongles sont recourbés en crochet, et chez lesquels le poser se fait au moyen d'une série de tubercules plantaires, le pied et plus généralement la *patte* offre beaucoup plus de longueur et comprend quatre à cinq doigts.

D'après le plan tracé pour l'anatomie vétérinaire, plan que nous avons rappelé dans l'Introduction de ce Traité, nous n'emploierons le terme de pied que dans le sens appliqué aux monodactyles. Nous considérerons tout ce que cette partie des membres offre d'intéressant d'abord dans le cheval, pris pour terme de comparaison, et nous examinerons successivement les différences qu'elle présente dans les bisulques, dans les fissipèdes et dans les oiseaux de basse-cour. Comme dans la première édition, ces différences formeront la dernière partie de ce Traité, et seront réparties en autant d'articles qu'il y aura de genres ou d'espèces d'animaux à comparer aux monodactyles.

ARTICLE PREMIER.

DESCRIPTION DU PIED DANS LE CHEVAL.

Les pieds, au nombre de quatre, dont deux antérieurs et deux postérieurs, se distinguent en droits et en gauches (1), offrent la même structure organique, et ne diffèrent entre eux que sous quelques rapports extérieurs : ainsi les antérieurs sont toujours plus évasés que les postérieurs, et leurs talons sont aussi un peu plus bas, plus écartés l'un de l'autre. Pour déterminer leur forme, quelques auteurs ont dit que le sabot constitue une portion de cylindre, coupé à sa partie inférieure sur un plan oblique d'arrière en avant et de haut en bas. Selon Bourgelat, il représente un ovale tronqué, ouvert sur les talons et tirant sur le rond en pince. Quoi qu'il en soit de ces comparaisons plus ou moins exactes, il est certain que le pied ne présente à l'extérieur que des surfaces diverse-

---

(1) D'après un usage vulgaire et à peu près général, les pieds gauches se distinguent par les termes de *pieds du montoir*, de *pieds du côté de l'homme*, suivant que les animaux sont soumis au service ou de la selle ou du trait ; et l'on appelle les droits *pieds hors montoir*, ou bien *pieds hors l'homme*. Ces sortes de distinctions doivent être bannies du langage scientifique.

ment inclinées, et il semble disposé de manière à ce que les impressions produites par des corps extérieurs ne puissent parvenir qu'obliquement à l'intérieur.

La surface antérieure, plus communément la muraille, ou la paroi du pied, est convexe d'un côté à l'autre, et inclinée obliquement de haut en bas; elle s'évase du bord supérieur vers l'inférieur, et produit un ovale plus prolongé en pince que dans le reste de son étendue. Étant plus ou moins unie et parfois luisante, sur-tout dans les pieds de derrière, elle présente une couleur noirâtre ou blanchâtre, et ces deux teintes forment assez souvent des bandes longitudinales et alternatives de diverses largeurs. La muraille peut être déprimée en quelques points, porter des cercles transversaux, offrir des sortes d'esquilles, diverses fentes longitudinales, etc. Les altérations et difformités nombreuses qui se manifestent à cette partie et d'après lesquelles on a distingué plusieurs sortes de pieds, feront le sujet de la seconde Partie de cet opuscule.

On reconnaît à la paroi, 1°. un bord supérieur, qui constitue un cordon circulaire, flexible, formé par la superposition et l'union de deux parties, le bourrelet de chair et le biseau de corne;

ce cordon coronaire, par lequel le sabot se réunit avec la peau, se contourne postérieurement et se perd dans les talons; 2º. un bord inférieur, dur, épais, qui circonscrit la surface plantaire, sert à l'appui et reçoit les clous destinés à fixer le fer; 3º. une partie antérieure médiane, appelée la *pince,* toujours la plus inclinée et la plus allongée; 4º. les deux mamelles ou régions situées de chaque côté de la pince, l'une en dedans et l'autre en dehors; 5º. les quartiers qui sont au-delà des mamelles, et dont l'externe est un peu plus contourné, plus fort que l'interne; 6º. enfin, les talons ou angles d'inflexion, qui terminent la muraille. Chaque talon représente une protubérance flexible, arrondie, d'un volume et d'une hauteur variables, se contourne en dessous du pied, se prolonge entre la fourchette et la sole, et forme ainsi l'arc-boutant (1) (la barre de la paroi).

La *face inférieure* ou *plantaire,* nommée assez communément le *dessous du pied,* présente trois parties distinctes par leur forme, par leur

---

(1) Expression employée en architecture pour désigner un pilier terminé en demi-arc, qui sert à soutenir une voûte en dehors. Par analogie, l'on a appelé arc-boutant le contour demi-circulaire que forment les talons pour se réunir avec la sole, et qui soutient, en quelque sorte, la muraille du pied.

disposition et par leurs usages, le bord inférieur ou plantaire de la muraille, la sole et
la fourchette.

Comme il a été dit précédemment, le bord
inférieur de la paroi détermine la circonférence
du dessous du pied, dépasse la sole, ainsi que
la fourchette, sert à l'appui et reçoit les clous
du fer.

La sole, partie la plus étendue du dessous du
pied, a la figure d'un croissant et se trouve fixée
entre la fourchette et le bord plantaire de la
muraille; elle est inclinée de la circonférence
vers le centre du pied et forme une espèce de
voûte plus ou moins enfoncée. Sa surface est
inégale et assez généralement écailleuse; par
son bord externe, elle se réunit à la paroi,
d'où résulte la commissure antérieure et inférieure du sabot. Son bord interne semble s'enfoncer sous la barre de la paroi, pour s'unir à
la fourchette; par l'extrémité de ses branches,
elle soutient les contours latéraux de la muraille. Suivant les parties auxquelles elle correspond, on a coutume de la diviser en *sole de
pince*, *sole des quartiers* et *sole des talons*.

Par sa disposition, par sa texture et par ses
connexions diverses, la sole sert efficacement
à entretenir l'élasticité du pied, sur-tout à modérer la violence des percussions; mais ell

n'exerce ces propriétés si essentielles, qu'autant qu'elle se conserve dans un état parfait d'intégrité : nous ferons connaître ailleurs les différentes altérations auxquelles elle est sujette, et nous signalerons les inconvéniens de chacune d'elles.

La fourchette, partie postérieure du dessous du pied, a une corne flexible et une forme pyramidale, elle se trouve comme enclavée entre les branches de la paroi et de la sole. Sa pointe antérieure, et débordée par le bord plantaire de la muraille, correspond au centre du pied, où elle semble s'enfoncer. Sa base, presqu'au même niveau que le bord plantaire de la muraille, concourt à l'appui sur le sol, et présente un enfoncement ou lacune triangulaire, qui la divise en deux branches. Celles-ci se réunissent de chaque côté avec les prolongemens inférieurs de la paroi, dans le fond d'une cavité longitudinale, étroite, que l'on nomme le *vide*, ou mieux la *lacune latérale*.

La fourchette a plusieurs usages bien connus : elle maintient les talons écartés, concourt à l'appui sur le sol, sert à modérer les effets des violentes percussions, à entr'ouvrir les contours de la muraille et à entretenir l'élasticité du pied, qu'elle rend aussi moins glissant.

ARTICLE II.

STRUCTURE ORGANIQUE DU PIED.

Le pied du cheval et celui des autres monodactyles offrent, dans leur composition, deux os, un appareil ligamenteux, un coussinet plantaire, un tissu réticulaire, des vaisseaux, des nerfs, enfin une enveloppe cornée.

§ 1. *Os du pied.*

Ils sont au nombre de deux, dont un principal, recouvert par l'ongle, est le dernier phalangien; l'autre, situé hors de rang et posé en travers à la face postérieure de l'articulation du premier avec l'os de la couronne, se nomme *petit sésamoïde*, et sa face externe forme une coulisse, sur laquelle glisse l'expansion tendineuse du muscle perforant ou grand fléchisseur.

(*a*). Du dernier phalangien, ou l'os du pied.

Le dernier phalangien, ou, plus communément, l'os du pied (*Pl.* Ire., *fig.* 1, 3 et 4, *d, c*), a une conformation analogue à celle du sabot qui le renferme, et auquel il sert de base; il produit, avec le second phalangien et le petit sésamoïde, une articulation de charnière, af fermie par un appareil ligamenteux, dont nous donnerons une description particulière. Cet os, éminemment poreux et dépourvu de cavité médullaire, porte une multitude de conduits plus ou moins gros, qui proviennent des deux trous inflexes de sa face plantaire, et s'ouvrent au dehors dans les divers points de sa surface antérieure : les plus considérables de ces conduits se remarquent à son bord inférieur ou tranchant. Tous ces canaux livrent passage à des divisions artérielles et nerveuses, qui s'anastomosent, s'associent dans l'intérieur même de l'os, d'où elles s'échappent ensuite pour se ramifier dans le tissu réticulaire.

Sa face supérieure et articulaire (*fig.* 1, *a*), incrustée d'une lame cartilagineuse, présente deux cavités creusées d'avant en arrière ; l'interne, un peu plus grande, est séparée de l'externe par une petite éminence, et ces cavités reçoivent les condyles du second phalangien. Le rebord antérieur de la surface diarthrodiale porte dans son milieu un prolongement, véritable biseau pyramidal, qui affermit puissamment l'articulation, empêche toute luxation en avant de l'os de la couronne, et donne implantation à l'expansion du ligament tendineux, formé par les muscles extenseurs. Ce rebord,

demi-circulaire et raboteux, se prolonge vers
les talons et se termine de chaque côté près de
l'origine du fibro-cartilage latéral, dont il va
être parlé bientôt. Tout près et en avant de la
protubérance du talon, l'on voit une petite
fosse, destinée à l'implantation des fibres du ligament latéral antérieur du pied. Le bord postérieur de la même surface articulaire paraît
comme refoulé dans le milieu, où il présente
une facette transversale, qui correspond au petit sésamoïde, et s'articule avec une pareille
facette de cet os.

La face antérieure de l'os du pied (*fig.* 1, *b*),
sur laquelle s'adapte la paroi du sabot, est convexe d'un côté à l'autre, et s'évase du bord supérieur vers l'inférieur, mais plus sensiblement
en pince qu'en quartiers. Parsemée d'aspérités,
de trous nombreux, qui la rendent comme poreuse, sur-tout le long du bord inférieur, elle
présente des sortes de végétations irrégulières,
de lamelles ou d'aiguilles superposées, et elle
se trouve divisée dans son plan médian par une
dépression généralement peu marquée. Du côté
du prolongement fibro-cartilagineux, l'on voit
une scissure transversale, qui, formant la continuité du trou pratiqué à la base de ce prolongement, se dirige d'arrière en avant sur le quar-

tier, et loge l'artère préplantaire (*fig.* 4,
d c) (1).

La face inférieure ou plantaire de l'os du
pied (*fig.* 5, *a*) correspond à la sole et à la
fourchette, et se trouve partagée transversalement par une petite crête semi-lunaire en deux
parties, distinctes par leur étendue et leurs
usages ; l'antérieure, plus grande, est une surface concave, légèrement poreuse, qui suit la
direction de la sole, à laquelle elle est unie au
moyen d'un tissu serré. La partie située en arrière de la crête est raboteuse, inégalement
concave, et pourvue à ses côtés de deux grands
trous inflexes ; ces trous s'avancent dans l'intérieur de l'os, se courbent transversalement de
dehors en dedans, se réunissent, se continuent
ensuite par des divisions multipliées, qui abou-
tissent à la surface extérieure de l'os, et ils livrent passage à l'artère et au nerf plantaires.
Dans le reste de son étendue, cette partie pos-

---

(1) Au-dessous de la scissure transversale et vers le talon,
l'on remarque une éminence spongieuse, allongée, que Bracy-Clark désigne par le terme de *patilobe*, et à laquelle il
n'attribue aucun usage particulier. Le même auteur nomme
fosse réticulaire une dépression transversale, située en bas
du biseau du bord supérieur, et occupée par le tissu feuilleté
plus épais en cet endroit que partout ailleurs.

térieure de la face plantaire donne attache à diverses productions ligamenteuses, telles qu'à l'expansion pyramidale du tendon perforant, aux fibres courtes et multipliées qui fixent le petit sésamoïde à l'os du pied.

Le bord inférieur ou tranchant de l'os du pied correspond à la commissure de la paroi et de la sole, en suit les contours, et se termine de chaque côté à la base du fibro-cartilage. Les trous nombreux dont il est criblé, le rendent ir- régulièrement découpé et dentelé, et cette dis- position semble offrir plus de fixité à la sole charnue, légèrement attachée à la surface plan- taire. Les éminences dites *patilobes* occupent les extrémités de ce même bord inférieur, où elles donnent attache aux fibres du cartilage la- téral de l'os.

Les prolongemens fibro-cartilagineux, plus communément les cartilages latéraux, véri- tables dépendances de l'os du pied, s'élèvent de ses parties latérales et postérieures, s'épanouis- sent en éventail, contractent diverses con- nexions, donnent à l'os des propriétés particu- lières, et favorisent d'une manière spéciale l'élasticité générale du pied. Ces expansions car- tilagineuses sont d'autant plus importantes à connaître qu'elles deviennent sujettes à de nombreuses altérations morbides, et que l'on est souvent obligé de les amputer ou d'y porter le cautère; elles débordent le sabot, montent jusqu'au voisinage de l'articulation du paturon avec la couronne, et sont un peu plus grandes dans les pieds de devant que dans ceux de derrière (1).

Nous reconnaîtrons à chaque cartilage une base, deux bords, distingués en supérieur et en inférieur, deux extrémités, dont une antérieure et l'autre postérieure, une face externe et une face interne.

1°. La base, partie inférieure par laquelle le prolongement procède du talon de l'os, offre une multitude de fibres, qui affectent différentes directions, et sont très-nombreuses vers l'extrémité du bord tranchant de l'os, où elles offrent des attaches multipliées à l'éminence patilobe. Ce mode de réunion des parties établit un centre particulier de mouvement du fibro-cartilage sur l'os qui lui donne naissance, mouvement qui cesse d'avoir lieu lorsque la base de ce fibro-cartilage acquiert beaucoup de dureté ou qu'il passe à l'état osseux.

2°. Le bord supérieur, mince, contourné en dedans et légèrement échancré selon sa lon-

---

(1) De même que les deux quartiers du sabot, le cartilage latéral externe est toujours un peu plus fort que l'interne.

gueur, embrasse l'os de la couronne, contre lequel il est fixé par un tissu lamineux, abondant et résistant.

3°. Le bord inférieur, très-épais et très-fibreux, établit une sorte de continuité du bord inférieur de l'os, d'où il tire son origine; du côté interne et près de ce bord osseux, il semble se confondre avec les fibres du ligament tendineux postérieur, et il fournit au coussinet plantaire une multitude de colonnes fibro-cartilagineuses.

4°. L'extrémité ou partie antérieure s'avance jusqu'au ligament latéral antérieur, et lui est si intimement unie, qu'elle semble se confondre avec lui. Supérieurement, et vers le milieu du second phalangien, elle fournit un petit prolongement, sorte d'appendice arrondi, appliqué sur l'extrémité supérieure du ligament latéral antérieur et fixé au ligament tendineux antérieur (1). L'union de toute l'extrémité anté-

---

(1) Ce prolongement, par lequel le fibro-cartilage se trouve attaché à l'expansion pyramidale, formée par les tendons extenseurs, est d'autant plus important à connaître, que son ablation, lors de l'opération du javart cartilagineux, exige certaines précautions, et que l'enlèvement de ce prolongement peut être aisément oublié, ce qui, dans ce cas, n'est pas sans inconvénient

rieure du fibro-cartilage avec le ligament latéral antérieur se fait par des fibres courtes,
très-fortes, et qui vont de l'une à l'autre partie.
Souvent le ligament acquiert une texture cartilagineuse, qui procède toujours de dehors en
dedans, et semble provenir du fibro-cartilage.
Le développement cartilagineux dont il s'agit,
donne à la partie une dureté très-remarquable,
la rend susceptible de la même carie que le
fibro-cartilage de l'os, et complique singulière-
ment l'opération du javart cartilagineux. Ce
genre d'altération du ligament se fait remarquer plus généralement dans les chevaux usés,
dont les pieds ont été détériorés par la ferrure
et le travail.

5°. L'extrémité postérieure, large, évasée
et très-fibreuse, s'applique contre la base du
coussinet plantaire, l'embrasse et s'y maintient
attachée par une multitude de prolongemens fibro-cartilagineux, ainsi que par un tissu lamineux extrêmement dense. Ce mode d'union est
tel, que le coussinet plantaire ne forme, pour
ainsi dire, avec les deux prolongemens phalangiens, qu'un seul et même corps, dont l'u-
sage essentiel est de donner au pied une certaine souplesse, et de contribuer efficacement
à son élasticité.

6° La surface externe, irrégulièrement convexe, parsemée de trous et de scissures diverses, soutient un réseau veineux, très-anas-
tomotique, formé par les veines superficielles,
et d'autant plus développé, que l'afflux du sang
dans l'intérieur du pied a été plus vivement ex-
cité et que les vaisseaux ont été plus distendus
par l'accumulation de ce fluide. Cette surface est
recouverte supérieurement par la peau, et dans
le reste de son étendue par la corne de la paroi; ses adhérences ont lieu d'abord avec le derme, au moyen d'un tissu lamineux abondant,
mais court et serré vers le bourrelet, seconde-
ment avec le sabot par le tissu réticulaire.

7°. La face interne, inégalement concave et
diversement unie aux parties qu'elle recouvre,
adhère à la portion de la membrane capsulaire,
qui occupe l'intervalle du ligament latéral antérieur au postérieur, et forme, lors de la flexion
du pied, un boursouflement plus ou moins considérable, qu'il importe de ménager lorsque
l'on pratique l'ablation du prolongement fibro-
cartilagineux. Un réseau veineux, formé par
les veines profondes qui s'élèvent de l'intérieur
du pied, se trouve accolé à la face interne du
prolongement fibro - cartilagineux, et a pour
soutien le tissu lamineux, abondant et dense,

qui fixe le cartilage aux parties sous - jacentes.

Si, après avoir fait connaître en détail les
différens rapports et connexions des prolongemens de l'os du pied, nous jetons un coup-
d'œil sur la structure organique de ces fibro-
cartilages, nous verrons qu'elle n'est pas la
même dans tous les points, et qu'elle éprouve
des changemens, suivant que le pied est plus ou
moins fatigué et détérioré par les mauvaises
ferrures ou par toute autre cause. Le cartilage latéral du pied, tendre, très-souple et
très-fibreux dans le jeune poulain, perd de sa
flexibilité avec l'âge, acquiert insensiblement
de la dureté, et passe même à l'état osseux :
ces altérations si remarquables, et qui s'établissent plus tôt ou plus tard, sembleraient
n'être qu'accidentelles et occasionnées sur-tout
par la ferrure. La plus grande dureté de ce cartilage s'observe vers sa base et à peu près dans sa
moitié antérieure ; la partie la plus fibreuse et la
plus flexible existe en talon, sur-tout au bord
inférieur du prolongement. Nous avons aussi
fait remarquer que l'on rencontre, à la réunion
du cartilage avec l'os, une multitude de fibres
courtes, et que ce point fibreux est évidemment un centre de mouvement. Si l'on coupe

par tranches, par lames successives très-minces, la portion la plus consistante du prolongement phalangien, au fur et à mesure que l'on approche de la surface interne, les fibres deviennent plus apparentes, plus multipliées, et la dureté est conséquemment moins grande.

L'ossification accidentelle dont est susceptible le fibro-cartilage, procède constamment de la substance même de l'os, qui semble alors acquérir de l'étendue aux dépens de son prolongement. Assez ordinairement, ce travail n'a lieu qu'en dehors, et n'occupe que la face externe du cartilage; d'autres fois, l'ossification s'avance en transformant toute l'épaisseur de la partie : lorsqu'elle ne monte pas d'une manière régulière, et qu'elle ne forme qu'une couche extérieure, cette lame osseuse peut masquer les points cariés, rendre l'opération du javart compliquée, et nécessiter des précautions que nous ferons connaître plus loin.

(*b*). Du petit Sésamoïde, os accessoire du pied.

Le petit sésamoïde, vulgairement l'*os naviculaire*, l'*os de la noix* (*Pl.* Ire., *fig.* 2), complète la surface par laquelle le pied s'articule avec la couronne ; c'est un petit os transversalement allongé, un peu aplati de dehors en de-

dans, dont les extrémités sont comme refoulées
en haut, et qui est fixé de tous côtés par un appareil ligamenteux.

Sa face externe et postérieure, légèrement
convexe de haut en bas, séparée au milieu par
une petite crête, est incrustée d'une lame cartilagineuse et forme la dernière coulisse, sur laquelle glisse le tendon perforant.

Sa face interne, diarthrodiale et bi-concave,
termine postérieurement la surface articulaire
du pied.

Son bord supérieur, épais et pourvu de différens petits trous, donne implantation aux
fibres d'une production jaunâtre, de même
nature que le ligament tendineux postérieur, dont elle semble même n'être qu'une dépendance. Cette production très-remarquable
monte en s'amincissant jusqu'au niveau de la
coulisse, qui est formée par la protubérance
postérieure et supérieure de l'os de la couronne; après un trajet de 5 à 6 lignes, elle atteint
le tendon perforant, l'embrasse et se confond
avec lui. Le ligament dont il s'agit, concourt
d'abord à l'affermissement de l'os en place; il
sépare la petite coulisse sésamoïdienne d'avec
la gaîne phalangienne; et comme il adhère par
sa face antérieure ou interne au ligament cap-

2.

sulaire de l'articulation du pied, il maintient ce ligament, le porte en haut dans les instans d'extension, lui permet, lors de la flexion, de se boursoufler et de loger une grande quantité de synovie. Le côté interne du bord supérieur du petit sésamoïde est dénué de fibres, et forme une marge articulaire.

Le bord inférieur de l'os offre deux facettes transversales et très-distinctes : l'une, diarthro-diale, s'adapte à une pareille facette du bord articulaire postérieur de l'os du pied ; l'autre facette, externe et raboteuse, fournit des points multipliés d'attache à un ligament court et épais, qui s'insère inférieurement au dernier phalangien, par-dessous l'expansion pyramidale du tendon perforant.

Ses extrémités latérales, tubéreuses et déprimées du côté du bord inférieur, paraissent comme contournées en haut, et donnent attache aux ligamens latéraux postérieurs.

En complétant la cavité articulaire bi-concave, dans laquelle s'emboîtent les éminences condyloïdes du second phalangien, le petit sésamoïde consolide d'une manière très-remarquable l'articulation phalangienne du pied ; il s'oppose sur-tout à la luxation en arrière de l'os de la couronne, auquel il sert de point d'appui dans tous les mouvemens et attitudes où le pied pose sur le sol et y prend son point fixe.

§ 2. *Appareil ligamenteux du pied.*

Cet appareil se compose des ligamens articulaires latéraux, du ligament capsulaire et des ligamens tendineux, tant antérieur que postérieurs.

(*a*). Des Ligamens articulaires latéraux.

Ces ligamens sont au nombre de quatre, deux de chaque côté, et se distinguent en antérieur et en postérieur. Le ligament latéral antérieur, soit interne, soit externe (*fig.* 5 et 6, *b, b*), est couché obliquement de haut en bas et d'avant en arrière, sur le côté de la face antérieure de l'articulation phalangienne, et immédiatement à l'extrémité antérieure du prolongement fibro-cartilagineux. Il est blanc, gros, court, a une texture fibreuse, qui est dense, serrée, et devient parfois cartilagineuse; supérieurement, il s'attache dans une fosse située sur le côté du condyle du second phalangien, et il s'implante inférieurement dans la fosse raboteuse, qui se trouve près du talon et de l'origine du fibro-cartilage de l'os du pied.

Ce ligament, dont les fibres sont d'autant moins longues, qu'elles sont plus intérieures, est essentiel à l'affermissement de l'articulation; l'expérience prouve que, lorsqu'il a été amputé en totalité ou en grande partie, le cheval reste boiteux, même après la guérison la plus parfaite du javart cartilagineux.

Le ligament latéral postérieur (*fig.* 6, *c*), situé plus profondément, en arrière du précédent, et sur le côté de la face postérieure de l'articulation du pied, correspond à peu près au milieu du cartilage latéral, duquel il se trouve isolé par la base du coussinet plantaire. Plus long, mais moins gros que le ligament latéral antérieur, il s'attache supérieurement aux éminences latérales de l'articulation des os de la couronne et du paturon, d'où il descend obliquement de haut en bas et d'avant en arrière, pour s'insérer à l'extrémité du petit sésamoïde.

(*b*). Du Ligament capsulaire.

Il circonscrit toute l'articulation du pied avec l'os de la couronne, forme une bourse ou réservoir, unique, propre à sécréter, résorber et contenir la synovie, dont la quantité est en raison de la fréquence et de l'étendue des mou-

vemens. Cette bourse synoviale adhère antérieurement à l'expansion pyramidale des tendons extenseurs; de chaque côté, aux ligamens
latéraux, ainsi qu'à une partie du fibro-cartilage, et postérieurement elle est unie au ligament sésamoïdien supérieur. La partie de cette
capsule, recouverte immédiatement par le fibro-cartilage et qui s'étend d'un ligament latéral à l'autre, donne lieu, lors de la flexion du
pied sur la couronne, à un boursouflement
d'autant plus remarquable, qu'il peut être facilement offensé pendant l'opération du javart
cartilagineux. L'expérience démontre que ce
boursouflement, que l'on fait disparaître en tenant le pied dans un état d'extension, peut parfois acquérir beaucoup de volume, et parvenir
à la grosseur d'un œuf de poule.

Le ligament capsulaire de la dernière articulation phalangienne offre la même composition que les autres ligamens du même genre;
il est formé de deux couches ou lames intimement unies, dont l'externe, fibreuse et blanche, s'attache aux bords des marges articulaires,
tant supérieures qu'inférieures, et donne à la
bourse synoviale la force dont elle a besoin;
la lame interne, fine et séreuse, forme la surface libre, exhalante et inhalante de la poche.

(c). Du Ligament tendineux antérieur.

Étant un prolongement des muscles extenseurs, dont les tendons se réunissent à l'extrémité inférieure du canon, le ligament dont il s'agit (*Pl.* I*re*., *fig.* 6, *a*) se trouve appliqué immédiatement sur la face préphalangienne du paturon et de la couronne, s'élargit en descendant, et forme une expansion pyramidale, qui s'insère au biseau du bord antérieur de l'os du pied. Vers le milieu du paturon, il reçoit, de chaque côté, une forte bride ligamenteuse, qui provient des grands sésamoïdes, se confond avec lui et concourt à augmenter la force, qui lui était nécessaire pour maintenir les deux dernières articulations phalangiennes et les empêcher d'être forcées. Avant son insertion à l'os du pied, il se réunit de chaque côté au ligament latéral antérieur, ainsi qu'au prolongement fibro-cartilagineux, de manière que toutes ces parties semblent confondues et ne former qu'une seule et même enveloppe.

(d). Des Ligamens tendineux postérieurs.

Très-différens des tendons extenseurs, qui se réunissent en une seule production pyrami dale, les ligamens tendineux postérieurs sont au nombre de deux, distingués en externe ou perforé et en interne ou perforant; ils restent exactement séparés l'un de l'autre, et un seul d'entre eux s'insère à l'os du pied. Ces ligamens postérieurs, gros, épais, superposés, et engaînés l'un dans l'autre, sont fixés aux os par une multitude d'attaches; ces liens propagent d'autant leur force et les mettent dans le cas de soutenir tous les os phalangiens, surtout de résister au poids du corps, qui tend continuellement à forcer les articulations.

Sur les grands sésamoïdes, le perforé offre un anneau, dans lequel s'engage le perforant; vers la partie inférieure du paturon, ce même ligament perforé se bifurque et fournit deux grosses branches, qui s'insèrent de chaque côté aux extrémités de la protubérance postérieure du second phalangien; ces branches restent cependant réunies par une large production, qui s'épanouit sur l'expansion du perforant.

Le ligament interne, beaucoup plus gros, d'un tissu extrêmement dense et serré, descend, sous le précédent, jusqu'à l'os du pied, et s'implante, par une expansion pyramidale, à la crête semi-circulaire de sa face plantaire. Avant sa terminaison au dernier phalangien, ce tendon passe et glisse sur trois coulisses successives : l'une, supérieure, est formée par les grands sésamoïdes; la seconde, par la protubérance postérieure du deuxième phalangien, et la troisième par le petit sésamoïde. Depuis la première jusqu'à la seconde coulisse, il est lubrifié par la synovie accumulée dans une grande gaîne, dont nous parlerons plus loin.

Ces tendons, enchaînés ensemble, sont maintenus à la face postérieure de toute la région digitée par trois brides ligamenteuses distinctes. La première, large enveloppe, retient les tendons dans la coulisse des grands sésamoïdes et s'attache aux parties latérales de ces os. Les deux autres brides constituent des liens étroits, qui proviennent des parties latérales de l'os du paturon : l'une de ces brides, supérieure et implantée aux tubérosités latérales de l'extrémité supérieure de l'os, se dirige en travers et se contourne sur le tendon perforé, où elle se termine ; la bride inférieure est un ligament plus épais et plus important, qui prend son origine aux éminences inférieures du même phalangien, et s'insère sur l'expansion pyramidale du tendon perforant. Ce dernier ligament se réunit avec celui du côté opposé et forme une large enveloppe. Toutes les brides d'un côté se ren-

contrent avec celles du côté opposé ; leurs fibres s'entrelacent étroitement et se confondent avec celles des tendons. Ces liens latéraux fortifient puissamment ces tendons ; ils
leur donnent une propriété très – remarquable, celle de résister aux extensions forcées
des os, et d'empêcher que ces tiraillemens si
violens et si brusques ne se propagent supérieurement à la substance charnue des muscles.

La gaîne phalangienne, commune aux deux
ligamens tendineux postérieurs , s'étend des
grands au petit sésamoïde, dans le pli du paturon ; elle commence au – dessus des grands
sésamoides, derrière le canon, par un anneau
qui entoure le tendon perforant ; sur la coulisse
de ces mêmes os, elle se contourne sur le tendon perforé, mais ne l'embrasse pas complète-
ment ; au niveau de la protubérance postérieure
de l'os de la couronne et sur la face externe du
perforant, elle se trouve exactement close par
l'expansion fibreuse, qui réunit les branches
du perforé ; de ce premier point de terminaison elle se continue par-dessous le tendon perforant et descend jusqu'au bord supérieur du
petit sésamoïde , où elle présente un véritable
cul-de-sac et se trouve séparée de la petite cou
lisse sésamoïdienne par le ligament transversal,

dont il a déjà été fait mention. Cette gaîne, fortifiée de chaque côté par les productions ligamenteuses, qui s'attachent aux parties latérales des
grands sésamoïdes et des deux premiers phalangiens, est d'autant plus importante à connaître, qu'elle devient fréquemment le siége
d'abcès extrêmement douloureux : sa synoviale
forme quelquefois, en haut et en bas des grands
sésamoïdes, des boursouflemens, tumeurs molles, que l'on désigne vulgairement sous le nom
de molettes.

La coulisse du petit sésamoïde, dont il a déjà
été parlé et qui se trouve sous l'expansion du
perforant, est une petite cavité synoviale,
transversale, close de toutes parts et exactement séparée, tant de la grande gaîne phalangienne, que de l'articulation du pied avec la couronne. Quoique très-profonde, elle est fréquemment ouverte par les clous de rue, accident
généralement grave et qui donne lieu à l'écoulement de la synovie (1).

―――――――

(1) Les clous de rue pénétrans, qui donnent lieu à l'é-
panchement de la synovie, ne vont pas, comme on le pré-
tendait autrefois, dans l'intérieur de l'articulation du pied,
ils ne pourraient y parvenir qu'en traversant le petit sésamoïde, et un tel accident paraît impossible.

§ 3. *Coussinet plantaire.*

Le coussinet plantaire, communément le *corps pyramidal* (*Pl.* II , *fig.* 1, *c*), et que l'on nomme aussi la *fourchette molle* ou *de chair*, est une production fibreuse, mollasse, fixée entre les fibro-cartilages et appliquée à la face externe de l'expansion du perforant. Ce coussin central donne de la souplesse aux parties postérieures du pied, sert efficacement à leur élasticité ainsi qu'à l'écartement des talons, et il modère la violence des percussions.

Composé d'un tissu fibreux blanc, dans lequel se remarquent divers prolongemens fibro-cartilagineux, le coussinet du pied présente deux faces, dont une externe et l'autre interne, une base et un sommet. *La face externe* soutient l'expansion réticulaire de la fourchette et présente deux éminences disposées en V, séparées l'une de l'autre par une cavité triangulaire, le tout étant destiné à s'emboîter d'une manière intime avec les éminences et les cavités correspondantes de la fourchette de corne.

La face interne du coussinet adhère immédiatement à l'expansion du tendon perforant, et lui est unie par un tissu lamineux, dense et très-abondant.

La base du corps pyramidal est recouverte en haut et en arrière par la peau ; sur ses côtés elle se réunit avec les fibro-cartilages de l'os du pied : en haut et vers le pli du paturon , elle est soutenue par deux fortes brides ligamenteuses , qui sont implantées à l'os du paturon.

Sa pointe se termine dans le milieu même de la face plantaire du pied , à laquelle elle est fixée par un tissu court, serré et très-fort.

La substance du coussinet , blanche et élastique, offre une grande résistance et ne paraît pas sensible , ainsi que le prouvent diverses expériences : elle est formée d'un tissu lamineux et filamenteux , qui soutient diverses granulations adipeuses , et elle n'est pénétrée que par un petit nombre de vaisseaux et de nerfs. Il est constant que le coussinet du pied peut se régénérer et reprendre , au bout d'un certain temps , son état premier d'intégrité.

§ 4. *Tissu réticulaire.*

Le tissu réticulaire (*fig.* 1, *d, d*), et plus communément *la chair du pied,* forme une expansion membraniforme, vasculo-nerveuse, et située immédiatement sous l'ongle , avec lequel elle contracte des adhérences très-fortes, et différentes suivant les parties auxquelles elle correspond. Cette couche sous-ongulée s'étend et s'enracine sur toute la face antérieure du dernier phalangien, se contourne au-dessous du pied et se propage sur toute la face plantaire. On la divise communément en *chair cannelée de la paroi*, *chair de la sole*, *chair de la fourchette* et *chair du bourrelet*.

1°. La chair cannelée, mais, mieux, lamellée ou feuilletée, est la partie la plus épaisse, la plus vasculaire et en quelque sorte la plus organisée; Bracy-Clark la nomme *tissu podophylleux* : elle occupe toute la face antérieure de l'os du pied et se prolonge sous les talons, en suivant les contours de la paroi.

Sa surface externe rougeâtre ou blanchâtre, suivant la nature ou la quantité du sang accumulé dans les vaisseaux, porte une multitude de lamelles longitudinales, rangées parallèlement les unes à côté des autres, et disposées comme les feuillets d'un livre, découpés au même niveau. Ces petites lames, dont le nombre a été déterminé à environ cinq cents, s'engrènent avec de pareils feuillets du sabot. Les lames les plus larges se trouvent en pince, et les plus étroites sont celles qui résident vers le pourtour des talons.

Sa face interne tient à la face préplantaire

par une multitude de filamens divers , qui s'insinuent dans l'os, s'y enracinent et établissent entre les parties une union tellement intime, que la chair ne peut être détruite que par arrachement ou par excision. Vers les talons, le tissu réticulaire se confond avec les parties molles, sans qu'il soit possible de découvrir des traces de séparation.

Sa substance constituante , formée d'un tissu inextricable, serré , ferme, résistant et un peu élastique , a plus d'épaisseur en pince et en mamelles qu'aux quartiers et en talons. Par le lavage et la macération , elle se dépouille de sa partie colorante et devient blanche; les injections bien combinées font pénétrer dans son intérieur une grande quantité de liqueur, qui dilate ses vaisseaux et les développe. La texture de cette substance sous-ongulée résulte de l'entrelacement des vaisseaux et de nerfs nombreux, qui s'associent d'une manière toute particulière.

2°. La chair de la sole, ou, mieux, le tissu villeux (1), présente, lorsque la corne a été nouvellement arrachée, une surface noirâtre ou

____

(1) De *villosus*, couvert de papilles douces, ou de poils fins, qui rendent la surface veloutée.

blanchâtre, suivant la partie correspondante du sabot, et elle semble garnie d'un velouté court, rare, et doux au toucher. Par sa face interne, elle est fixée à l'os du pied; mais cette adhérence est bien moins forte que celle de la chair feuilletée avec la surface préplantaire du même os. Cette seconde portion du tissu réticulaire du pied offre la même structure organique que la chair feuilletée, et elle n'en diffère qu'en ce que sa face externe est dépourvue de lamelles, qui sont remplacées par divers petits filamens.

3°. La chair de la fourchette, deuxième partie du tissu réticulaire villeux, se montre sous les mêmes aspects que la chair de la sole, et donne lieu aux mêmes considérations. Nous ferons seulement remarquer qu'elle se confond avec la partie contre laquelle elle est appliquée, d'où il résulte évidemment que cette chair de la fourchette est formée de deux parties superposées, le coussinet plantaire qui en constitue la base, et le tissu réticulaire qui l'unit à la corne.

4°. La chair du bourrelet, dernière production du tissu réticulaire villeux, revêt le cordon circulaire que forme la peau à son union avec l'ongle, et que Bracy-Clark désigne sous

le nom de *cutidure* : elle diffère des chairs
de la sole et de la fourchette non-seulement
par sa disposition générale et son union intime
avec la peau, mais encore par sa texture plus
ferme et plus serrée, ainsi que par les filamens
plus longs qui se font remarquer à sa surface
interne et s'insinuent dans des trous correspondans de la gouttière cutigérale du bord supérieur de la paroi.

§ 5. *Vaisseaux et Nerfs.*

Les vaisseaux et les nerfs du pied règnent de
chaque côté de la région digitée, sont disposés
régulièrement en dehors comme en dedans,
s'unissent, s'accolent sur les parties latérales des
grands sésamoïdes, où ils sont superficiels, et
d'où ils descendent en s'enfonçant un peu jusqu'au pied, dans l'intérieur duquel ils pénètrent par plusieurs divisions.

1°. L'artère latérale, généralement petite,
mais ayant des parois épaisses (*fig.* 2, *d, d ;
fig.* 3, *a, a*) se trouve, en abordant sur le côté
du bourrelet, située par-dessous le nerf et en arrière de la veine ; le long du paturon elle fournit plusieurs rameaux, que l'on peut distinguer
en antérieurs et en postérieurs : les premiers
sont en plus grand nombre et se contournent

sur la face préphalangienne ; l'un d'eux forme l'arcade du paturon ; un autre, plus inférieur et plus gros, se réunit avec celui du côté opposé, donne lieu à l'arcade de la couronne, située immédiatement sous le bourrelet. Parmi les rameaux postérieurs on distingue, 1°. ceux qui vont à la face postérieure du boulet et se ramifient dans le tissu du fanon; 2°. plusieurs divisions déliées, qui se terminent au pli du paturon; 3°. enfin, un rameau qui va au coussinet plantaire.

Parvenue sous le corps pyramidal, contre l'extrémité du petit sésamoïde, l'artère latérale se partage en deux branches remarquables ; l'une, antérieure ou *préplantaire*, passe dans le trou du talon de l'os du pied, rampe dans la scissure transversale de sa face antérieure et fournit successivement diverses ramifications courtes et très-anastomotiques, qui pénètrent le tissu feuilleté (*fig.* 3, *a, a*). La branche inférieure ou l'artère plantaire (*fig.* 4, *e, e*) s'enfonce dans l'intérieur de l'os du pied à la faveur du trou inflexe de sa face inférieure, suit la direction de ce trou, se contourne conséquemment de dehors en dedans, et s'anastomose avec la plantaire opposée. Cette arcade intérieure fournit deux divisions principales, qui s'avancent de chaque côté vers le bord tranchant de l'os et donnent les divers rameaux anastomotiques, qui s'élèvent de l'intérieur de l'os et gagnent le tissu réticulaire. Près et avant l'origine des deux branches plantaires, l'artère latérale laisse échapper, 1°. un petit rameau, qui se dirige de dedans en dehors et se termine par des ramuscules dans le coussinet plantaire, ainsi que dans le tissu réticulaire du dessous du pied ; 2°. un rameau transversal et anastomotique, qui règne le long du bord supérieur du petit sésamoïde (*fig.* 4, *d, d*) et forme une petite arcade profonde.

2°. Les veines du pied (*fig.* 2, *c, c*) sont très-nombreuses, très-anastomotiques, prennent, par l'effet du service et de la marche, un développement considérable, et elles deviennent parfois variqueuses. Elles émanent du tissu réticulaire par des radicules innombrables, forment diverses inflexions, des arcades et un réseau anastomotique, qui occupe toute la partie supérieure et antérieure du pied. Ce réseau veineux fournit à chaque fibro-cartilage de l'os du pied deux couches, l'une externe et l'autre interne ; et ces expansions vasculaires communiquent de l'une à l'autre, et sont réunies par les veines, qui constituent l'arcade coronaire du bourrelet (*fig.* 2). Toutes les veines du pied s'élèvent de l'intérieur du sabot par deux branches, qui correspondent, dans l'ordre de la circulation, aux artères plantaire et préplantaire; ces branches se réunissent au-dessus du fibro-cartilage pour ne former qu'une grosse veine, qui monte à côté et en avant de l'artère latérale (*fig.* 2, *c, c*), et reçoit plusieurs ramifications provenant des parties circonvoisines (1).

3°. Les nerfs, cordons considérables, suivent, accompagnent les vaisseaux, forment à peu près les mêmes divisions que les artères, et pénètrent avec elles dans l'intérieur du pied. Comme la section ou plutôt l'amputation d'une partie de ces cordons a été conseillée pour remédier aux boiteries occasionnées par un resserrement du sabot, il importe de donner quelques détails concernant leur trajet, et leurs principales divisions sur le côté de la région digitée. Vers le haut du boulet et au point où les vaisseaux et les nerfs s'accolent ensemble, le cordon est unique, situé par-dessus l'artère,

____

(1) Le point d'embranchement de la veine préplantaire avec la plantaire varie prodigieusement; du côté externe, il est presque toujours plus haut, plus éloigné du fibro-cartilage, que du côté interne.

un peu en arrière de la veine et immédiatement
sous la peau; après un très-court trajet, et sur
les parties latérales des grands sésamoïdes, il se
partage en deux branches inégales. La postérieure, la plus grosse, suit l'artère latérale, en se
déviant un peu en arrière, et descend avec elle
jusque dans l'intérieur du pied; l'antérieure, la
plus petite, se dirige d'abord en avant et s'applique sur la veine, qu'elle accompagne jusqu'au
sabot; après avoir dépassé le boulet, elle devient plus oblique et donne successivement différens petits rameaux, qui se contournent sur la
face préphalangienne, et dont le plus gros gagne
l'arcade coronaire.

§ 6. *L'Ongle ou la Corne.*

La corne du pied (*Pl.* II, *fig. e, f*) forme
une enveloppe inégalement dure et épaisse,
accolée à toute la surface du tissu réticulaire et
unie supérieurement à la peau. Cette enveloppe,
susceptible de régénération et d'un accroissement continuel, représente, quand elle est détachée, une boîte, que l'on nomme *sabot*, dont
la conformation extérieure détermine celle du
pied, et dont la concavité renferme le plus grand
nombre des parties qui ont fait le sujet des cinq
paragraphes précédens.

Les deux sabots d'un bipède , soit antérieur, soit postérieur, sont parfaitement semblables entre eux; mais le sabot des pieds antérieurs , comparé à celui des postérieurs , est généralement plus évasé, plus compacte; ses talons sont aussi plus gros et plus écartés.

Cette boîte, intimement liée avec les parties contenues, présente, lorsqu'elle en est séparée, une grande cavité intérieure, dont l'ouverture, évasée et supérieure , est tournée en haut et en arrière; dont le fond étroit , angulaire et antérieur , correspond à la commissure de la paroi et de la sole; dont la surface antérieure et supérieure décrit une concavité parfaitement analogue à la convexité extérieure de la muraille; dont le plancher inférieur forme une surface très-inégale, où l'on voit diverses éminences et cavités.

On distingue au sabot trois parties : la *paroi* ou la *muraille*, la *sole* et la *fourchette*. Ces parties, dont nous avons déjà parlé en décrivant la forme extérieure du pied, diffèrent entre elles, non-seulement par leur disposition respective, par leur consistance, leur épaisseur et leurs usages, mais encore par la nature du solide qui constitue chacune d'elles. En effet, le sabot est évidemment composé de trois sortes de corne, simplement accolées ensemble, et qui se séparent l'une de l'autre par la macération long-temps continuée dans l'eau.

1°. La paroi ou la muraille, dont nous avons déterminé les contours et la forme extérieure, tient une direction oblique de haut en bas, d'avant en arrière, et elle s'éloigne de la perpendiculaire plus dans les pieds antérieurs, que dans les postérieurs. Son inclinaison, toujours plus forte en pince, diminue latéralement jusqu'aux talons, mais d'une manière inégale; car le quartier interne se rapproche plus de la perpendiculaire, parfois même son bord inférieur rentre en dedans. Postérieurement et de chaque côté, la paroi se contourne de dehors en dedans, comme nous l'avons dit précédemment, et elle décrit ainsi le talon. Après cette inflexion, elle se continue à la face inférieure du sabot par un prolongement, sorte d'appendice pyramidal, qui suit le côté de la fourchette, se réunit par son extrémité avec le prolongement opposé, et constitue l'arc-boutant (barre ou bordure).

Toute la face interne de la paroi est garnie de feuillets longitudinaux (tissu kéraphylleux de Clark), qui s'enfoncent, s'enchâssent entre les lamelles de la chair cannelée, et contrac-

tent avec elles une adhérence intime, mais susceptible d'être détruite par arrachement, par
inflammation, et, dans le cadavre, par la macération et par la décomposition des parties.
Ces feuillets se font également remarquer aux
talons et aux arcs-boutans; ils sont seulement
moins larges et s'engrènent, comme les précédens, avec de pareilles lamelles du tissu réticulaire.

Le bord supérieur de la muraille, découpé
en biseau aux dépens de sa lèvre interne, est
creusé en gouttière, forme la cavité cutigérale,
qui reçoit le bourrelet (la cutidure) de la peau,
et s'unit intimement avec lui. Cette cavité cutigérale, communément le biseau, se trouve
fortifiée, bordée en dehors par la bande coronaire ou le *périople*, production de la fourchette, qui semble être une véritable continuité de l'épiderme, et dont la corne, bien plus
tendre que celle de la paroi, à laquelle elle
adhère fortement, est susceptible de s'exfolier
et de se détacher. La même cavité cutigérale
est parsemée de petits trous, qui livrent passage aux filamens de la chair du bourrelet cutané.

La corne de la paroi, filandreuse et très-
consistante, est plus épaisse à sa partie anté-

rieure que dans le reste de son étendue; et cette épaisseur, plus grande vers le haut de la pince, diminue progressivement de chaque côté jusqu'aux talons, mais le quartier interne est toujours plus faible et moins contourné que l'externe. Au bourrelet et aux talons, elle offre une certaine flexibilité, tandis qu'elle est résistante et très-compacte partout ailleurs. Sa dureté, très-considérable à l'extérieur, diminue insensiblement de la face externe à la surface interne, de manière qu'à une certaine profondeur le solide présente de la souplesse, qui augmente suivant que les points sont plus rapprochés du tissu réticulaire sous-jacent (1). La texture de la corne de la paroi se rapproche infiniment de celle des crins; elle dérive de la cohésion intime de fibres longitudinales, parallèles entre elles; et cette texture fibreuse, apparente dans beaucoup de pieds, se manifeste bien davantage par les fentes longitudinales qui s'établissent fréquemment à la muraille.

____

(1) Quelques auteurs ont divisé l'épaisseur de la paroi en partie morte, partie demi-vive et partie vive, comme si ce solide était réellement composé de trois couches superposées et distinctes. Une telle division, purement arbitraire, ne peut donner que des idées fausses, et n'offre d'ailleurs nulle application particulière à la chirurgie.

2°. La sole, qui se trouve, comme nous l'avons déjà expliqué, favorablement disposée pour l'entretien de l'élasticité du pied, sur-tout pour modérer la violence des percussions, présente, à l'intérieur du sabot, une surface très-poreuse et inclinée de tous côtés vers le bord inférieur de la paroi, avec lequel elle se réunit à angle aigu. La corne qui la constitue, ne laisse pas apercevoir cette trame filamenteuse, si marquée dans la muraille; mais elle donne lieu aux mêmes considérations, en ce qui concerne sa consistance, qui augmente graduellement de l'intérieur à la surface externe, où le solide, privé de vie et desséché, s'enlève par écailles et par lambeaux furfuracés.

3°. La fourchette fait la clôture du dessous du pied, sert de clef à la voûte décrite par la sole, tient les talons écartés, et s'unit à la couche réticulaire du coussinet plantaire. Étant séparée des autres parties du sabot, elle représente un corps pyramidal, bifurqué, fournissant su périeurement et de chaque côté une expansion fibreuse, qui couvre les talons et se continue par une bande circulaire sur le biseau de la paroi. La partie principale, centrale, fixée entre les arcs-boutans, offre, à sa face interne, poreuse comme celle de la sole, des cavités et éminences exactement moulées sur la fourchette charnue, et opposées aux éminences et aux cavités de la surface extérieure. Ainsi, cette face interne laisse apercevoir, 1°. deux grandes éminences longitudinales, disposées en V, correspondant aux lacunes de la sole et formées par la commissure de cette dernière partie avec les branches de la fourchette; 2°. une grande cavité pyramidale et opposée aux branches extérieures; 3°. une protubérance odontoïde, qui s'élève du milieu de la cavité précédente, et à laquelle Clark a donné le nom d'*arrête-fourchette*. Les prolongemens supérieurs et latéraux de la fourchette, qui semblent être de véritables productions épidermiques, fournissent aux talons une couche fibreuse, épaisse, que l'on a désignée, dans ces derniers temps, par l'expression de *glomes* (*glomi furcales*). Le prolongement ou la bande coronaire (le *périople*), qui entoure le bord supérieur de la paroi, et dont il a déjà été fait mention, est une continuité des glomes latéraux et sert à les réunir.

La corne de la fourchette, molle et flexible, paraît être formée de fibres parallèles, bien moins cohérentes que celles de la muraille, et susceptibles de s'écarter par l'effet de diverses circonstances, qui rendent alors la surface extérieure de la partie, filandreuse, parsemée de lambeaux, etc.

La corne, détachée du pied et plongée pendant un certain temps dans l'eau, devient souple et prend toutes les formes qu'on veut lui donner. Dans l'animal vivant, elle s'amollit par l'usage continué des substances grasses, aqueuses et mucilagineuses ; elle se dessèche, se durcit à l'air, devient cassante et se fendille. Les animaux nés et élevés dans des pays bas et humides, tels que les chevaux hollandais, ont le sabot peu consistant et très-évasé ; le contraire a lieu chez les sujets originaires des contrées méridionales. La corne de ceux-ci est généralement très-dure, parfois même resserrée au point de comprimer les parties vives sousjacentes, et de faire boiter l'animal. Un ongle noir, luisant, compacte et sans altérations extérieures, est une des qualités précieuses du cheval ; un sabot terne et évasé accompagne d'ordinaire une constitution molle et lâche. Les pieds blancs sont en général moins bons, moins solides que ceux qui sont noirs.

Ainsi que nous l'avons développé à l'article des *Tégumens* (1), l'ongle est susceptible de ré-

---

(1) *Anatomie des animaux domestiques*, ouvrage déjà cité, tom. II, pag. 532 et suivantes.

génération, a pour foyer central de sensibilité, de nutrition et de reproduction, le tissu réticulaire qui est par-dessous. Il n'offre, dans le principe de sa reproduction, qu'un suc glutineux, se montre par un ou par plusieurs points dans la surface dénudée de corne, acquiert peu à peu de la consistance, et prend l'apparence d'une substance blanche. Celle-ci va toujours en augmentant, tant en consistance qu'en épaisseur et en étendue, devient roussâtre, et finit par prendre les caractères qui lui sont propres.

La corne ne jouit que d'une vitalité très-obscure et ne paraît pas sensible ; mais l'expansion réticulaire sous-jacente supplée à cette insensibilité, et perçoit les impressions un peu fortes produites à la surface extérieure du sabot. Suivant leur nature, et selon les points où elles sont imprimées, ces impressions déterminent le toucher, ou bien elles établissent un mode d'action, qui, suivant ses degrés et sa durée, donne lieu à des changemens de différens genres, à des altérations plus ou moins grandes. Tels sont les effets ou résultats fâcheux des fers mal appliqués, posés trop chauds, et qui produisent des compressions partielles ; des clous qui serrent trop ou pénètrent le vif ; des corps

durs qui s'enchâssent dans les lacunes du dessous du pied; des marches continues et forcées
sur des terrains durs, caillouteux; des brûlures
trop profondes, que l'on fait quelquefois au
sabot dans différentes vues, etc.

La corne n'est pas caduque, sujette à la mue,
comme les poils des chevaux et les bois des
cerfs; elle persiste toute la vie, à moins qu'une
circonstance accidentelle n'en produise l'enlèvement ou la chute. Elle n'a pas de grandeur
déterminée; elle augmente toujours, et prend
de l'accroissement, jusqu'à ce qu'elle tombe ou
que l'animal meure. Dans la paroi, elle s'al-
longe par son bord inférieur, et ne parvient
qu'à un certain degré d'épaisseur. L'accroissement de la sole et de la fourchette cornées se
fait en épaisseur; mais ces parties se détruisent
par la face externe, pendant qu'elles puisent
les sucs nutritifs par la face opposée. Après
avoir acquis une certaine pousse, la corne de
la fourchette devient filandreuse à l'extérieur,
et tombe par lambeaux; celle de la sole se dessèche, s'exfolie, se réduit en poussière, en lames friables, farineuses, etc.

RÉSUMÉ.

Après avoir fait connaître en détail les diverses
parties constituantes du pied, les avoir examinées sous leurs différens rapports de forme,
d'étendue, de connexions, de structure et de
propriétés, il nous a paru utile de jeter quelques considérations sur l'action générale de ces
parties, qui tendent toutes à donner à la région
digitée la solidité et la souplesse dont elle a
besoin.

Nous ferons d'abord observer que la région
dactylienne du cheval, étant sans division et
sur un plan incliné, ne se trouve nullement
dans des conditions favorables pour supporter
un poids considérable et résister à des tiraillemens prodigieux. La nature a récupéré ces dé-
savantages par la disposition même des os, sur-
tout par la force et la multiplicité des ligamens;
et la direction oblique du paturon et de la couronne, direction si défavorable au premier
abord, facilite les mouvemens de projection du
corps en avant, et concourt puissamment à affaiblir la violence des percussions. Les deux
rayons qui précèdent le sabot, et qui ne sont,
pour ainsi dire, formés que d'os et de ligamens,

rendent le cheval svelte, lui donnent de la grace, et plus particulièrement la liberté de porter son corps, tantôt sur les pieds de devant, et tantôt sur ceux de derrière. Sans la flexion du paturon et de la couronne, l'animal ne pourrait jamais ramener tout le poids du corps sur les membres postérieurs, et il se trouverait conséquemment dans l'impuissance absolue de se cabrer, comme aussi d'exécuter certains sauts. La mobilité et l'inclinaison de la région digitée antérieure lui étaient tout aussi nécessaires pour soutenir le corps projeté en avant et empêcher sa chute. Le pied contribue aux mêmes résultats généraux que le paturon et la couronne; il sert à assurer les foulées sur le sol, à rendre les allures aisées et franches; il facilite l'exécution de certains déplacemens qui exigent le développement de grandes forces musculaires, tels que le saut, le galop en deux temps, etc. (1) Le pied ainsi disposé a encore le précieux avantage de faire diverger les percussions, de les annuler jusqu'à un certain point, et de se préserver de leurs influences

____

(1) Pour de plus amples détails, voir l'article des *Atti-tudes* et *mouvemens*, dans le *Traité d'anatomie vétérinaire.* Paris, 1819, tome I, page 424 et suivantes.

4

fâcheuses. En supposant que la marche du cheval s'exécute sur un terrain compacte, résistant et uni, l'on concevra facilement que l'appui peut seulement se faire par le bord inférieur
de la muraille et par la base de la fourchette,
parties exubérantes, qui débordent le centre
du pied, et l'empêchent de participer aux foulées. Il est évident alors qu'il y a diffusion des
percussions vers la circonférence du dessous du
pied, et cette dispersion se trouve favorisée et
considérablement augmentée par la dilatation
mécanique du sabot à chaque poser sur le sol,
dilatation qui est une conséquence, un résultat
de l'élasticité dont jouissent certaines parties
du pied.

Dans le cours des descriptions, nous avons
dit que le sabot est susceptible de se dilater et
de revenir alternativement sur lui-même. Ces
changemens d'état, toujours subits et imper-
ceptibles, sont constamment l'effet des foulées
sur le sol, ou résultent de la réaction des parties
comprimées. Chaque poser du pied à terre produit un choc, dont la violence se trouve toujours subordonnée au poids et à la vitesse du
corps incident ou foulant, à la solidité et à la
surface du terrain foulé. Le sol est-il dur et
uni, toutes les parties du sabot se dilatent en

même temps, et elles reprennent leur état primitif, dès que la pression cesse d'avoir lieu.
Pour produire ce double effet, le bord inférieur
de la muraille s'écarte en dehors et cède d'autant mieux, que la sole, disposée en voûte, se
prête à cette sorte de mouvement : dans le
même temps, la fourchette presse les talons,
les refoule en dehors, et complète ainsi la dilatation. Il est donc évident que chacune des trois
parties constituantes du sabot subit un changement, une sorte de mouvement particulier :
ainsi la sole s'abaisse pour permettre l'écartement du bord inférieur de la muraille, tandis
que la fourchette éprouve une sorte de bascule;
sa base est repoussée en haut, pour produire l'é-
cartement des talons, et sa pointe se redresse
et suit l'abaissement de la sole.

Ces propriétés si remarquables du sabot peuvent être perverties, altérées, même anéanties
par une foule de circonstances. Au nombre des
causes préjudiciables à l'élasticité du pied, on
doit placer en première ligne la ferrure, pratique si générale et si essentielle pour garantir
l'ongle contre une destruction, une usure trop
promptes, sur-tout dans les chevaux qui marchent et travaillent sur des chemins pavés, ou
ferrés ou caillouteux. Le fer, fixé au pied par

le moyen de clous, barre la muraille, la bride
et empêche sa dilatation. L'application continuée de cette espèce de soulier amène insensiblement la rigidité des parties et produit par la
suite la perte totale de l'élasticité de la paroi
et de la sole. En cessant d'être élastique, le
pied devient d'autant moins propre à perce-
voir, à distinguer la solidité des corps; en un
mot, le sens du tact, déjà très-obtus chez lui,
s'affaiblit ou se perd totalement. La méthode de
ferrer les chevaux contrarie incontestablement
les lois de la nature, et elle rend le sabot sujet
à de plus nombreuses altérations; mais ces inconvéniens sont loin de contre-balancer les
avantages si marqués que l'on retire de son
usage, pour prolonger, assurer et rendre plus
efficaces les services des animaux monodactyles. Jusqu'à ce qu'il soit bien constaté que les
chevaux peuvent se passer de fers aux pieds
en tous lieux et pour tous les services, nous
devons continuer à considérer la ferrure comme
un mal nécessaire et inévitable; les efforts doivent seulement tendre à bien combiner son emploi, pour atténuer, autant que possible, ses
effets pernicieux.

DEUXIÈME PARTIE.

DÉFECTUOSITÉS DU PIED.

Ces défauts de conformation ou de structure ont fait donner au pied des dénominations particulières, dont la plupart sont tirées de la nature même du vice existant, tandis que d'autres ne font qu'exprimer le degré où l'altération se trouve portée. Avant de parcourir la nomenclature de ces difformités, nous commencerons par rappeler les caractères assignés à tout pied réputé *beau* et *bon*. Ces considérations premières serviront de base aux développemens dans lesquels nous entrerons, et elles rendront les descriptions plus exactes, plus intelligibles.

Le pied bon et bien conformé est celui dont la grandeur, l'inclinaison et la direction se trouvent dans de justes proportions avec les autres parties du corps, et au même degré dans le bipède latéral droit que dans le bipède latéral gauche, dont l'ongle est liant et compacte sans être cassant ; dont la paroi, un peu luisante, offre un aspect fibreux et une surface unie; dont les talons, assez écartés l'un de l'autre, dépassent un peu la fourchette; dont la surface plantaire est creuse dans le milieu, tandis que toute sa circonférence déborde d'une manière à peu près égale. Le cheval pourvu d'un tel pied, et étant bien constitué d'ailleurs, marche avec assurance sur toute sorte de terrain, travaille et habite aussi bien dans les endroits humides que dans les lieux secs. Il est facile à ferrer, et garde ses fers, quand ils sont bons et bien attachés, jusqu'à leur usure complète.

« Un volume justement proportionné, une » forme régulière, une consistance solide et » néanmoins douée de souplesse, un tissu lisse » et uni, sont en général, dit Bourgelat, les » qualités que l'on recherche dans le pied et » qu'il doit présenter (1). » Pour déterminer d'une manière aussi rigoureuse que possible le volume du pied, le même auteur a pris pour base première la hauteur du corps de l'animal, et il suppose un sabot bien conformé, étant paré, comme il doit l'être, pour être ferré sui-

____

(1) *Essai théorique et pratique sur la ferrure*, ouvrage cité dans l'Introduction : édition de 1813, page 106.

vant l'art. Il assigne ensuite les dimensions respectives de chaque partie du pied, et il entre, à cet égard, dans les plus grands détails. On reproche à Bourgelat de n'avoir établi ses proportions géométrales que dans le cheval de manége, dont le pied est si différent de celui du cheval de trait ou de carrosse. Ces mesures sont assurément susceptibles de modifications, peut-être même qu'elles ne trouveraient pas, tant dans le cheval de selle que dans celui de trait, une seule application complète; mais elles indiquent le type d'un pied bien conformé, parfaitement en harmonie avec les autres parties du corps; elles fixent les points de départ, et, sous ce double rapport, leur utilité ne saurait être contestée.

Tout pied dans lequel les caractères précédemment énoncés ne se trouvent pas réunis et sont sensiblement intervertis, est dit défectueux; et cet état, toujours porté à différens degrés, peut être naturel ou acquis. Dans le premier cas, il dépend d'une conformation vicieuse, soit du sabot lui-même, soit des rayons et jointures supérieurs; ou bien il provient de la nature même des parties constituantes. Les défectuosités sont acquises, toutes les fois qu'elles sont dues à des causes accidentelles.

Les différens vices du pied peuvent être légers ou graves et s'accompagner de diverses altérations plus ou moins préjudiciables. La ferrure est le moyen le plus efficace, le plus généralement employé pour modifier ou corriger les inconvéniens des pieds difformes. Quand elle est appliquée avec intelligence et adresse, elle assure la marche du cheval, le redresse même, s'il ne boite que légèrement, et elle prolonge d'autant ses services. Comme les ferrures pathologiques ne peuvent être bien raisonnées et avantageusement employées, qu'autant que le vétérinaire possède les principes sur lesquels repose la bonne méthode de ferrer les pieds ayant toutes les qualités requises, nous avons cru, pour cette raison, devoir consacrer un article au développement de cette méthode. Nous ne ferons que résumer les principaux procédés de ferrure, et ce tableau, quelque concis qu'il soit, rendra plus complète cette deuxième édition du *Traité du pied.*

COURT EXPOSÉ DES PRINCIPES DE FERRURE.

La ferrure, qui est l'art d'appliquer méthodiquement des fers aux pieds des animaux susceptibles d'en porter, n'a pas seulement pour but de s'opposer à l'usure, à la destruction de l'ongle, elle remédie, comme nous venons de le dire, aux défauts de conformation et aux vices de structure; elle contribue, dans un grand nombre de cas, à la guérison des maladies du pied, et rentre alors dans la classe des moyens thérapeutiques.

Cette importante pratique, dont l'origine est perdue dans le vague des temps, n'a commencé à faire le sujet d'études exactes que vers le milieu du siècle dernier; et ce n'est qu'à partir de cette époque, qu'elle a été convertie en un art raisonné, basé sur la structure organique du pied. Lafosse père et fils, Bourgelat, Chabert et, plus tard, Gohier, sont, parmi nous, ceux qui s'en sont spécialement occupés, et l'ont amenée au degré de perfection où elle se trouve aujourd'hui.

Examinons d'abord quels sont les principes émis par chacun de ces auteurs, nous jetterons ensuite un coup-d'œil sur l'état de la ferrure en Angleterre, et nous indiquerons, en dernier lieu, les préceptes qui, selon nous, doivent guider dans l'application de la ferrure.

Dans son mémoire, publié en 1754, Lafosse père développe la ferrure telle qu'il la concevait, d'après l'étude spéciale qu'il avait faite de a structure du pied, et des phénomènes qui s'y passent lors des foulées sur le sol. Sans démontrer d'une manière précise l'élasticité du sabot, il fait très-judicieusement remarquer que, dans l'état normal, les talons et la fourchette servent de point d'appui au cheval; il veut, conséquemment, qu'en le ferrant l'on dérange le moins possible l'ordre naturel. D'après ce principe, il recommande seulement de diminuer la longueur du pied, de ne point parer la sole, de respecter les talons, ainsi que les arcs-boutans et la fourchette, d'appliquer des fers étroits, très-courts, sans ajusture et à éponges minces. Cette méthode, fondée sur l'ordre et l'arrangement des parties constituantes du pied, mérite la plus grande attention ; nous démontrerons ultérieurement combien elle est rationnelle, et quels avantages elle présente comparativement à tous les autres procédés. Dans ses écrits, Lafosse fils n'a fait que donner plus de développement aux principes de ferrure établis par son père, et n'a point introduit de méthode particulière.

Quoique Bourgelat n'eût pas fait d'études pratiques en maréchalerie, il nous a cependant laissé un travail fort remarquable sur la ferrure, et dans lequel il développe des prin-

cipes souvent opposés à la théorie de Lafosse.
Après avoir indiqué les règles à suivre dans
l'action de forger et de ferrer, il prescrit des
mesures géométrales, desquelles il résulte que
le fer doit être distribué, par les étampures,
en neuf parties égales. Il recommande de parer
le pied également par-tout, et d'appliquer des
fers dont les éponges soient très-prolongées;
il veut, en outre, que le fer soit ajusté de telle
sorte, que la pince soit relevée et les branches
légèrement abaissées. Ce mode d'ajusture, dite
en bateau, a pour but principal d'établir, lors
du poser, une certaine vacillation, et de ramener le point d'appui au centre du pied, et
non pas sur les talons et la fourchette, ainsi
que le veut Lafosse.

En parlant de l'organisation de la corne,
Bourgelat y distingue trois parties, *la vive*, *la
demi-vive* et *la morte*. Selon lui, la circulation
s'opère dans la première, une simple transsu-
dation a lieu dans la seconde, et la troisième
est entièrement sèche; il pense que l'accroissement s'effectue seulement dans la partie vive,
et que les deux autres sont, pour ainsi dire,
chassées par une action mécanique; et il ajoute
que l'accroissement du sabot doit être d'autant
plus rapide, que les parties morte et demi-

vive y ont moins d'étendue. D'après lui, la corne pousserait d'autant plus vite, que l'ongle serait plus aminci, et que la partie vive offrirait par conséquent aux fluides moins d'obstacles à vaincre. Partant de ces principes, il conseille, lorsqu'un quartier est plus bas que l'autre, d'amincir le moins élevé, comme aussi d'abattre les talons toutes les fois que la pince est trop longue, afin, dit-il, de déterminer les sucs nutritifs à se porter dans la partie la plus affaiblie, qu'ils pénétreront d'autant plus facilement, qu'il y aura moins de parties morte et demi-vive. Malgré tout le respect dû à la mémoire du célèbre fondateur de nos Écoles vétérinaires, il est impossible d'admettre de tels préceptes, encore moins de faire l'application d'une théorie qui repose sur des bases purement imaginaires. La saine pratique réprouvera également cette longueur de branches, susceptible de fatiguer les talons, et de faire naître diverses altérations ; cet excès d'ajusture, si propre à écraser les quartiers et à rendre les pieds dérobés ; enfin, cette distribution du fer en neuf parties, distribution qui reporte trop les étampures en talons, et expose les animaux à être blessés.

S'il est vrai, comme l'opinion s'en est propagée jusqu'à nous, que Bourgelat rédigea son *Traité de ferrure* d'après les leçons dictées par Chabert, son élève, et qui devint son successeur (1), il est difficile de concevoir la publication des principes insérés dans cet ouvrage, et dont nous venons de présenter une esquisse. Chabert possédait les connaissances les plus positives en maréchalerie ; et il était assurément l'homme le plus capable de bien diriger la plume de Bourgelat. Il est à regretter que ce praticien si éclairé n'ait rien écrit sur cette branche importante, qu'il enseigna avec tant de distinction. Sa théorie s'éloignait autant des préceptes de Lafosse que de ceux de Bourgelat. Chabert avait étudié avec soin tout ce que présentaient de vicieux ces deux méthodes, et il avait reconnu qu'un juste milieu entre elles était la bonne voie à prendre pour atteindre le but désirable.

Dans ses *Tableaux synoptiques* sur la ferrure, le professeur Gohier a senti qu'il était impossible de suivre entièrement la méthode de Bourgelat. Peut-être aurait-il dû s'en éloigner davantage. Toutefois, on doit lui savoir gré

____

(1) Voyez le Discours prononcé par M. Huzard père, sur la tombe de Chabert, le 10 septembre 1814.

des changemens qu'il y a apportés. On voit avec satisfaction qu'il a corrigé la distribution géo-métrale des étampures, et qu'il n'admet point le procédé du fondateur des Écoles, dans la manière de parer les pieds. Si la ferrure qu'il indique n'est pas toujours exempte de repro-ches, elle est assurément préférable à celle de Bourgelat, et elle se rapproche beaucoup de la théorie que professait Chabert.

Les principes de ferrure établis par les La-fosse ont été diversement modifiés chez nos voisins de la Grande-Bretagne, où la méthode française paraît aujoud'hui se propager avec plus ou moins de modifications. Dans le déve-loppement de son système de ferrure, M. Co-leman pose en thèse générale, que l'on doit constamment conserver au pied la forme cir-culaire qu'il présente dans l'état de belle nature. Il recommande de parer beaucoup en pince et fort peu en talons, et pour contre-balancer la perte de corne en pince, laisser les talons libres, et permettre à la fourchette de partici-per à l'appui ; il conseille l'application d'un fer raccourci aux deux branches, très-épais en pince, et diminuant insensiblement jusqu'à l'extrémité des branches. Cet auteur considère la fourchette comme étant destinée à maintenir

les talons écartés, à donner du ressort aux mouvemens de l'animal, et à modérer efficacement
la violence des percussions. En résumé , la
méthode du professeur anglais se rapproche des
principes de Lafosse; elle n'en diffère qu'en ce
que le fer a trois fois plus d'épaisseur en pince
qu'en éponges; vice capital, qui met l'animal
sur un plan incliné, rejette tout l'appui sur la
fourchette, fatigue nécessairement les tendons
et les ligamens.

Après avoir passé en revue les différentes
méthodes de ferrer, chez la plupart des nations,
M. Goodwin, autre auteur anglais, n'hésite pas
à accorder à la ferrure française la préférence,
qu'elle lui semble mériter sous tous les rapports. Le mode d'ajusture est le seul point qui
lui en paraisse blâmable; aussi propose-t-il d'en
substituer un autre diamétralement opposé :
ainsi, il recommande de rendre convexe, de
dedans en dehors, la face supérieure du fer,
tandis que l'inférieure sera concave. L'auteur
affirme que, depuis long-temps, il emploie
cette ferrure, et qu'elle a le grand avantage de
s'opposer au resserrement des pieds, altération
qu'il désigne sous le nom de *contraction*.

M. Goodwin consacre un chapitre de son
ouvrage à l'examen de la méthode du profes-

seur Coleman, contre laquelle il se prononce.
On a tort, d'après lui, de chercher à faire
marcher les chevaux sur la fourchette : si cet
organe avait une telle destination, il déborde-
rait les talons dans l'état normal du pied. Il
s'appuie de l'autorité de Bracy-Clark, pour
combattre l'opinion de Coleman et de ses par-
tisans, tels que Freeman, With, Peal et autres.
Un seul fait suffira pour mettre M. Goodwin en
défaut, et le combattre avec ses propres armes.
Il déclare et affirme que la fourchette ne doit
point servir d'appui au cheval ; puis, il conseille
le fer à planche, et le recommande comme
étant convenable non-seulement dans les circonstances de maladies, mais encore pour tous
les cas ordinaires. Est-ce que l'auteur attribue-
rait au fer à planche d'autres usages que celui
d'établir un point d'appui sur la fourchette ?

Nous nous bornons à ces considérations sur
l'état de la ferrure tant en France qu'en Angleterre, et nous passons aux inconvéniens
inévitables de l'application des fers aux pieds
des chevaux, inconvéniens que nous avons déjà
signalés, mais qu'il importe de reproduire ici,
afin de mieux faire apprécier le système actuel
de ferrure à Paris.

Avant d'avoir été soumis à l'usage de la fer-

rure, le sabot du cheval jouit d'une élasticité
très-remarquable, toujours plus grande aux
talons et à la fourchette, et qui a pour but de
modérer ou d'annuler les effets des percussions
sur le sol, comme aussi de faciliter les mouvemens de progression. Nous avons déjà dit que
l'emploi continué des fers affaiblit promptement
cette élasticité, la détruit plus ou moins complétement, donne au pied une rigidité spéciale,
qui le rend sujet aux resserremens et à de nombreuses altérations. Nonobstant ces inconvéniens, la ferrure est une méthode dont nous
avons fait connaitre les avantages et dont nous
avons prouvé toute la nécessité. Ce principe admis, tous les efforts doivent tendre non à éviter
cette pratique, mais à la rendre le moins préjudiciable possible. Nous ne pouvons partager l'o-
pinion de M. le professeur Grognier, qui prétend
que la mode et le luxe ont seuls introduit l'u-
sage de ferrer les chevaux, et qui ose affirmer
qu'un temps viendra où l'on abandonnera cette
pratique (1). Nous pensons, au contraire, que
la ferrure est née de la nécessité, et qu'elle du-
rera tant qu'il y aura de grandes cités, des

____

(1) Notice historique et raisonnée sur C. Bourgelat,
pag. 142 et 143.

routes pavées, ferrées, et des chemins raboteux.

Divers moyens, tels que le fer à double
charnière, de Bracy-Clark, et le fer articulé,
ont été proposés pour conserver au sabot son
état primitif d'intégrité, et pour éviter les accidens de ferrure. Jusqu'à présent, l'expérience
n'a confirmé l'avantage d'aucune de ces nouvelles inventions, et nous en sommes toujours
réduits à appliquer sous les pieds des chevaux
un fer formé d'une seule pièce.

De tout ce qui précède, ne sommes-nous pas
naturellement conduits à tirer cette juste conséquence, que la méthode de ferrure la moins
préjudiciable aux fonctions du pied mérite la
préférence sur toutes les autres? Nous avons
démontré et l'expérience a confirmé que les
principes de Lafosse sont les mieux raisonnés :
s'ils n'offrent pas une application rigoureuse
dans tous les cas, ils peuvent, avec quelques
modifications prescrites par les localités, remplir le but, c'est-à-dire assurer la marche du
cheval, en nuisant le moins possible à l'élasticité du pied. En effet, la ferrure de Lafosse,
non modifiée, expose les talons, sur-tout quand
ils sont un peu bas et faibles, à être foulés, contus, à devenir douloureux, et peut faire boiter

l'animal; et cet inconvénient est grave pour les chevaux qui travaillent sur le pavé ou sur des terrains durs, raboteux et pierreux. Il était donc nécessaire de corriger un tel vice, et l'on y est parvenu, en employant des fers assez allongés pour garantir les talons sans les fatiguer. Il a été également reconnu que ces fers, étant légèrement couverts, et ayant une certaine ajusture, détériorent bien moins le pied. Par ces changemens, la pratique des Lafosse se rapproche sensiblement de la théorie développée par Bourgelat. P. Chabert paraît avoir, le premier, indiqué un juste milieu entre ces deux méthodes; mais cet habile praticien conseillait trop d'ajusture et trop de garniture aux fers de devant.

Au fur et à mesure que ces différens vices ont été aperçus, on s'est occupé d'y remédier, et la ferrure a successivement reçu des modifications, qui l'ont rendue plus rationnelle, et par conséquent moins nuisible. C'est sur-tout à Paris que ces améliorations ont été le plus sensibles, aussi croyons-nous devoir faire connaître brièvement les principes que l'on suit dans cette capitale, où, de l'avis même des anglais Goodwin et Sewell, on pratique la meilleure ferrure.

Le fer que l'on fabrique dans les principaux ateliers de Paris est beaucoup plus long que celui de Lafosse, et plus court que celui de Bourgelat ; il est légèrement couvert ; ses étampures, également distantes l'une de l'autre, sont un peu éloignées des éponges ; son épaisseur est la même par-tout ; et ses branches, un peu moins couvertes que la pince, diminuent insensiblement de largeur jusqu'aux éponges, qui présentent une surface assez étendue pour donner au fer une garniture suffisante, sans qu'il cesse de poser à plat sur les talons ; avantages que n'offre pas le fer confectionné selon la méthode de Bourgelat. Il est sans doute inutile de faire remarquer que ces principes s'appliquent particulièrement aux fers de devant. Quant à ceux de derrière, ils sont plus épais en pince qu'en éponges ; les étampures, distribuées également sur chaque branche, laissent, dans le milieu du fer, un espace qui permet d'y établir un prolongement, que l'on rabat sur la corne, et que l'on désigne sous le nom de *pinçon* ; enfin, on relève souvent, à l'extrémité des branches, des espèces de crochets, que l'on nomme *crampons*. Cette dernière pratique, si contraire aux principes que nous avons émis, doit paraître blâmable ; mais si l'on se

rappelle les fonctions des membres postérieurs;
si l'on réfléchit qu'ils sont destinés à pousser la
masse du corps en avant, et que, dans le moment de la percussion, le principal point d'appui s'effectue sur la pince, on sera bientôt convaincu que les crampons sont moins nuisibles
qu'on ne le soupçonnait d'abord. Cette pratique
vicieuse peut, d'ailleurs, être justifiée par la
nécessité d'affermir la marche des animaux qui
vont avec vitesse ou conduisent de pesans far-
deaux sur des routes ferrées ou pavées.

Avant d'appliquer un fer, il faut disposer le
pied qui doit le recevoir : on diminue d'abord
la longueur de l'ongle, on abat un peu la pince,
puis on pare le pied à plat, également par-
tout; on a le soin de ne point creuser la sole,
d'abattre peu les talons, et de respecter les
arcs-boutans, ainsi que la fourchette.

L'ajusture doit être légèrement relevée en
pince et se perdre insensiblement dans les branches, qui ne doivent jamais plonger en talons;
cette ajusture doit être donnée de telle sorte,
que le fer présente une surface plane inférieurement.

Lorsque le fer est fixé au pied, il faut que
les éponges dépassent de deux à trois lignes la
fourchette, afin que, dans le moment où le
cheval pose son pied sur le sol, les talons s'a-

baissent et concourent, en même temps que la fourchette, à faire l'appui.

Nous terminerons cet article par rappeler, en peu de mots, certaines règles générales de maréchalerie, desquelles on ne doit jamais s'écarter. La plus importante, sur laquelle repose tout l'art du maréchal, est de confectionner toujours le fer pour le pied, et jamais le pied pour le fer. Il importe aussi de ne pas appliquer le fer chaud sur le sabot : cette habitude vicieuse fait souvent naître des phlegmasies latentes, que l'on combat d'autant plus difficilement, qu'on les ignore. Enfin, il ne faut jamais se servir de la râpe qu'avec la plus grande circonspection : cet instrument est fatal entre les mains des maréchaux; son emploi, le plus souvent inconsidéré, détériore l'ongle, et occasione, à lui seul, une foule de maladies. À ces préceptes de maréchalerie, nous ajouterons que les pinçons trop forts et inconsidérément rebroussés peuvent occasioner des accidens graves. Étant trop serrés, ils produisent des compressions fâcheuses, donnent lieu à des excroissances cornées, etc. L'habitude vicieuse qu'ont certains ouvriers de frapper à grands coups de brochoir, pour les relever et les incruster, détermine parfois un étonnement de sabot, etc.

§ 1er. *Pied grand.*

Les pieds grands, dont le sabot bien conformé d'ailleurs réunit toutes les autres qualités requises, ne peuvent causer de préjudices qu'autant qu'ils sont beaucoup trop volumineux ; ils ont alors les inconvéniens de rendre les animaux lourds et pesans, d'user beaucoup, de se déferrer, et d'être très-sujets à la fourbure. Lorsque leur volume n'est pas excessif, ils présentent des avantages marqués pour certains services : ainsi, les pieds grands et creux sont recherchés dans les chevaux de carrosse, surtout dans les jumens destinées à la production des mulets (1).

Les pieds grands, dont la corne n'a pas toute la consistance requise, résistent bien moins que les premiers, et ils se détériorent par une foule de circonstances ; ils sont assez souvent *larges* et *étendus ;* parfois leur paroi, déformée sur le devant, leur donne l'apparence de l'*écaille d'huître.* Ces pieds, plus ou moins évasés, sont le partage de la plupart des chevaux du Nord, et ils conviennent parfaitement dans les

---

(1) L'expérience a constaté que ces jumens donnent des mulets dont le pied n'est presque pas rampin.

pays bas, humides, dont le sol offre, en général, peu de consistance ; ils donnent à l'animal
une plus grande assiette, augmentent la surface
d'appui, et, par là, rendent la marche plus
assurée sur les terrains mouvans.

La ferrure des pieds grands doit être calcu-
lée, d'après le volume et l'état de la partie,
selon le service auquel le cheval est soumis, et
suivant la nature même de l'ongle. Le sabot
est-il bon d'ailleurs ? a-t-il la solidité convenable ? La ferrure ne demande nulle précaution
particulière ; l'on évitera seulement l'emploi
des fers trop lourds, qui écrasent le pied, font
naître des seimes, et augmentent la disposition à la fourbure. Les inconvéniens de ces
fers lourds sont bien plus grands, plus prompts
et plus nombreux pour les sabots dont la corne
est tendre.

§ 2. *Pied plat* (1).

Le pied est plat, toutes les fois que la sole,
au lieu de former une certaine concavité, se
trouve à peu près au niveau du bord inférieur
de la paroi et de la base de la fourchette. Dans
cet état des parties, l'appui peut se propager

____

(1) Solleysel l'appelle *pied plein*.

sur toute la surface plantaire, faire naître et
entretenir une irritation, qui ira toujours en
augmentant, et produira divers accidens, tels
que la *sole foulée,* des *oignons,* des *bleimes,* et,
le plus fréquemment, le *pied comble.*

La ferrure seule fournit les moyens de conservation de cette sorte de pied ; elle seule peut
prévenir les suites fâcheuses ci-dessus signalées ; son but doit toujours être d'éviter toute
compression partielle quelconque, et de mettre la sole à l'abri des foulées sur le terrain.
L'action de parer se fera à plat ; l'on aura la
précaution de ne pas affaiblir la sole ; l'on mé-
nagera la fourchette, et l'on n'abattra de la
muraille que le strict nécessaire pour détruire
les bavures, mettre le pied droit, et faire porter le fer. Si la corne est tendre ou cassante,
l'on ne fera usage que de clous à lames déli-
cates ; dans tous les cas, on aura soin de donner au fer la couverture, l'épaisseur et l'ajusture que pourra réclamer l'état de l'ongle et
de la difformité elle-même.

§ 3. *Pied comble.*

Il ne diffère du pied plat que parce que l'altération est portée à un plus haut degré. Ici,
la sole se trouve ou complétement au niveau

du bord inférieur de la muraille, ou bien elle déborde et dépasse plus ou moins. Le pied n'est jamais comble naturellement ; il ne le devient que par accident ; presque toujours par défaut de soins et d'attentions à corriger, arrêter, quand il n'était encore que plat, cette direction si fâcheuse de la sole à se dévier.

Le pied comble est une altération grave, dont les progrès, toujours croissans, ne peuvent être que ralentis par les bonnes ferrures, et en ménageant, autant que possible, le cheval ; elle finit, plus tôt ou plus tard, par détériorer complétement le sabot, et par mettre l'animal dans l'impuissance de continuer son service.

Les sabots combles, dont la paroi est déprimée en écaille d'huître, sont, en général, faibles, et se ruinent promptement, sur-tout si le cheval travaille sur le pavé, sur des terrains durs ou caillouteux. Ces sabots, qui ne conviennent guère qu'au labour, ont presque toujours une fourchette grasse avec des talons bas, sont sujets à forger, à s'atteindre, quelquefois même à s'entre-tailler.

Toutes les fois que l'altération du pied comble n'est pas parvenue à un trop haut degré, la ferrure peut maintenir le cheval droit et en état de faire un service. Les indications à remplir sont à peu près les mêmes que pour le pied plat : tout doit être calculé et combiné de manière à reporter l'appui du fer sur le bord de la paroi, et à garantir la sole bombée. Les différentes variétés de fers couverts trouvent leur application aux pieds combles. Pour les premiers degrés d'altération, le fer simplement couvert et approprié au cas particulier remplira le but. On le garnira d'une plaque de tôle, ou, pour me servir de l'expression usitée, on l'entôlera, si le pied est très-sensible, et que l'on veuille mettre le cheval dans le cas de supporter la marche sur des terrains compactes et pierreux. Lorsque le bord de la muraille se trouve presque dérobé par la sole, il faut recourir au fer très-couvert, mince et à bord renversé. Au reste, la ferrure des pieds combles varie et exige autant de précautions particulières, qu'il se présente de cas particuliers. Nous ne pouvons pas entrer dans tous ces détails, et nous nous bornons à indiquer les bases de cette ferrure.

§ 4. *Pied petit.*

Cette conformation, opposée au grand pied, se montre fréquemment dans les chevaux fins, originaires des contrées méridionales, sur-tout dans ceux que l'on élève à l'écurie ; elle diminue l'étendue de l'appui sur le sol, et devient plus ou moins préjudiciable, suivant qu'elle est compliquée d'autres défauts, tels que les *talons serrés*, la *paroi cerclée*, la *faiblesse de l'ongle*, etc.

La ferrure doit varier et être combinée suivant le genre, le degré et même le nombre des altérations qui accompagnent la petitesse du sabot. Toute l'attention doit se porter à mettre le pied à son aise, et l'on y parviendra, en employant un fer léger, que l'on fera garnir le plus possible, à moins que le cheval ne soit sujet à se couper.

Si l'ongle a des dispositions à devenir aride et cassant, il faut faire usage des corps gras sur la couronne, et éviter toutes les circonstances capables de dessécher la corne.

§ 5. *Pied encastelé* (1).

L'encastelure est une défectuosité des quartiers de la muraille, qui, ayant une hauteur démesurée, et étant toujours plus serrés du côté du

---

(1) Expression dérivée de *castellum*, château-fort, et de la préposition *in* dedans.

biseau, produisent une compression plus ou moins douloureuse et étendue. Le resserrement est quelquefois plus sensible vers le talon, et la douleur y est alors plus marquée. Cette conformation vicieuse, presque exclusive aux chevaux fins, dont le sabot est petit et compacte, porte les plus grands préjudices au service, non-seulement parce qu'elle ne peut pas être corrigée, mais encore parce qu'elle cause une irritation persistante, qu'augmente le plus léger travail; elle met le cheval, d'abord, sur les épines, le fait ensuite boiter de plus en plus et finit par lui rendre la marche insupportable ou par le faire tomber fourbu. L'encastelure peut bien être un résultat des mauvaises ferrures; mais elle est, le plus ordinairement, naturelle et dépendante de la construction même du sabot.

La défectuosité dont il s'agit n'altère pas très-sensiblement la forme extérieure du pied; elle peut même, lorsqu'elle n'est pas à un très-haut degré, échapper à l'œil de l'acquéreur, sur-tout si l'animal marche franchement et ne témoigne nulle souffrance.

Une ferrure méthodique soulage le pied encastelé, le met dans le cas de remplir plus ou moins bien son service; mais elle ne le rétablit

jamais dans un état d'intégrité parfaite. Le ménagement des talons et des quartiers doit constamment être le but de cette ferrure, qui consiste à parer bien à plat, à ne pas abattre les
arcs-boutans, à employer un fer léger et à
branches raccourcies. Quelques praticiens conseillent l'application d'un fer à planche, dont
la traverse, large, et portant sur la fourchette,
garantirait les talons, et tendrait même à les
écarter. (*Pl.* III, *fig.* 6.)

Certains maréchaux ont l'habitude de ferrer
en bec de flûte; ils laissent déborder un peu de
paroi, de manière que leur fer, qui peut être
aussi à planche, se trouve comme incrusté des
deux côtés, tient les quartiers écartés et les
presse en dehors. Le fer à planche ne convient
qu'autant que la fourchette permet d'y établir
un point d'appui; quand elle éprouve de la douleur et que les talons en ressentent aussi, on ne
peut pratiquer que la première ferrure, qui
consiste dans l'usage d'un fer plus ou moins
court, suivant les circonstances (1).

Pour favoriser l'effet de la ferrure appropriée
au pied encastelé, et tenir le cheval dans le cas

______

(1) Je n'ai pas cru devoir parler ici du fer à crémaillère,
son usage est réprouvé par les bons praticiens.

de faire du service, il faut éviter tout ce qui peut resserrer la corne, et il convient de graisser souvent le sabot avec de l'onguent de pied ou avec du saindoux. Lorsque tous ces moyens deviennent inutiles, et qu'il n'est plus possible de maintenir le cheval droit, le pied doit être considéré comme incapable de servir, et la nourriture de l'animal est en pure perte.

§ 6. *Pied à talons serrés.*

Ce pied diffère du précédent en ce que le resserrement du sabot se borne aux talons; ceux-ci, en général, sont petits. contournés en dedans et très-rapprochés l'un de l'autre. Cette altération, moins grave que l'encastelure, avec laquelle elle ne se trouve que trop souvent réunie, s'observe également dans les chevaux fins, rend le pied peu propre à résister long-temps sur les terrains durs et raboteux. De même que l'encastelé, le pied à talons serrés est très-sujet à devenir *rampin ;* il a souvent la fourchette maigre et peut facilement être serré ou piqué; il réclame la même ferrure et les mêmes ménagemens que l'encastelé (*fig.* 5 et 6).

§ 7. *Pied étroit.*

Ce pied a une conformation telle, qu'il est déprimé sur les parties latérales de la paroi et plus ou moins allongé en pince. Cette défectuosité, portée à un haut degré, constitue le *pied prolongé*, dont les faces latérales sont toujours altérées par des cercles et diverses dépressions. Le pied étroit a le plus souvent les talons serrés, il est sujet aux seimes, aux faux quartiers et à devenir rampin.

Si la ferrure ne peut pas prévenir les suites fâcheuses de cette défectuosité, elle sert au moins à les retarder, à rendre les effets moins pernicieux, parfois même elle arrête la direction vicieuse de l'ongle. Le but de cette ferrure doit être de diminuer l'accroissement de la pince, de donner de la liberté aux quartiers et d'en favoriser la nourriture. Pour remplir ces indications, on emploiera un fer court en pince où il portera au pinçon, qui s'incrustera dans la corne; ce fer garnira, autant que possible, sur les quartiers, et ses étampures seront réparties, suivant les endroits de la muraille où les clous pourront être brochés (*Pl.* III, *fig.* 9).

§ 8. *Pied cerclé.*

Cette altération de l'ongle, toujours accidentelle et trop souvent incurable, se manifeste à la surface de la muraille par des cercles
transversaux plus ou moins nombreux, placés
les uns au-dessus des autres. Ces anneaux, d'autant plus préjudiciables qu'ils sont plus gros,
et séparés les uns des autres par des sillons
plus profonds, émanent constamment du biseau, forment autant d'avalures qui descendent peu à peu et vont se perdre au bord inférieur de la paroi. Ils sont ordinairement remplacés par de nouveaux, qui se développent
au même endroit et éprouvent les mêmes changemens. Assez souvent, le sabot cerclé comprime les parties sous-jacentes et fait boiter
l'animal ; cela arrive sur-tout lorsque les cercles
sont nombreux, très-rapprochés, que le pied
est, en outre, étroit et allongé. La défectuosité dont il est question peut être le résultat
de la fourbure et accompagner le croissant :
les anneaux résident alors dans le milieu de la
paroi, plus ou moins déprimée en forme d'é-
caille d'huître, et ils ne disparaissent qu'autant
que l'altération première vient à être détruite.

Le pied cerclé peut récupérer son état d'intégrité; et sa tendance vers la guérison s'annonce par les cercles nouveaux, qui sont toujours plus petits et moins nombreux que les anciens. Dès que l'on s'apercevra de cette disposition favorable, on devra employer tous les moyens pour la faciliter et l'activer. On mettra en usage les corps gras capables d'assouplir l'ongle, et l'on emploiera une ferrure légère, que l'on pratiquera de manière à ce que le pied soit parfaitement à son aise.

Lorsque les cercles proviennent d'une altération intérieure et persistante, ils se reproduisent continuellement et deviennent incurables.

§ 9. *Pied creux et à talons hauts.*

Ici, la sole est plus enfoncée que dans l'état ordinaire; la cavité plus ou moins profonde qu'elle laisse apercevoir peut être étroite ou évasée. Le premier état du sabot creux accompagne constamment l'encastelure ou les talons serrés, et semble même n'être qu'une suite de ces vices de conformation; mais le pied creux, dont les talons, quoique hauts, sont solides et suffisamment écartés, est une conformation avantageuse et recherchée dans les chevaux de carrosse. « Le pied creux, dit Solleysel, est une » bonne remarque pour les chevaux de car-

» rosse : il faut, sur ce, noter que ceux qui
» vendent les chevaux, pour leur faire paraître
» le pied bon, le font creuser par le maréchal
» le plus qu'ils peuvent, et laissent la sole trop
» faible ; et là-dessus on se peut tromper : car
» le pied doit être creux sans que la sole soit
» trop affaiblie (1). »

Les pieds creux dont la fourchette est baveuse sont sujets aux ulcères de cette partie
et deviennent parfois rampins. La bonne ferrure prévient ordinairement ces accidens ; son
but doit être de rejeter l'appui en arrière,
pourvu que les articulations supérieures le permettent : à cet effet, l'on abattra les quartiers
et les talons le plus possible, même jusqu'au
sang, et l'on appliquera un fer à lunettes, qui
garnisse en pince et rejette l'appui en talons.

§ 10. *Pied à talons bas.*

Cette conformation, qui met le cheval dans
le cas de forger et de s'atteindre, est d'autant
plus préjudiciable, qu'elle est portée à un degré
plus élevé et qu'elle est accompagnée d'une
fourchette maigre. Dans ce dernier cas, les talons, étant faibles, appuient trop sur le sol et

---

1. *Le Parfait Maréchal*, 4e édit., tom. II, p 75.

sont sujets aux foulures. Cet inconvénient, assez grave, peut donner lieu à des accidens encore plus fâcheux ; il requiert une ferrure susceptible de garantir les talons et de les mettre à l'abri des foulées sur le sol. Un fer demi-couvert est le plus propre, même le seul capable de remplir cette indication. Beaucoup de praticiens font lever des crampons aux fers de derrière. Comme le cheval dont les talons sont bas est toujours long-jointé, la ferrure à crampons relève bien les talons et corrige, jusqu'à un certain point, le défaut ; mais elle fatigue considérablement les articulations et concourt à la ruine des membres.

§ 11. *Pied à talons faibles.*

Des talons petits et trop flexibles constituent ce genre de défaut, qui est, presque toujours, accompagné d'une fourchette grasse, et réclame les plus grands soins. La ferrure de ces pieds devra toujours avoir pour but le soulagement des talons, et devra être exécutée avec autant d'adresse que de méthode ; pour peu qu'elle soit négligée et impropre, l'animal ne tardera pas à devenir boiteux, et la foulure continuée des talons déterminera la fourbure.

Le fer à planche et à branches raccourcies sera
ici d'un emploi avantageux, et l'on fera en sorte
que sa traverse prenne un point d'appui sur la
fourchette, pourvu que l'état de celle-ci le
permette.

§ 12. *Pied à fourchette grasse.*

On désigne sous ce titre tous les pieds dont la
fourchette est plus grosse et plus molle que
dans l'état naturel. Ce défaut, ordinaire dans les
sabots mous, évasés, plats, combles et à talons
bas, dispose à la fourchette échauffée, pourrie,
au crapaud, et ces altérations se développeront
d'autant plus sûrement, que l'animal habitera
des lieux plus humides.

La ferrure la mieux exécutée ne suffit pas
pour parer aux suites fâcheuses d'une fourchette
grasse. Les soins de propreté, les lotions fréquentes de substances dessiccatives, sur-tout
l'attention de tenir les pieds secs, de ne pas
les laisser séjourner sur le fumier, dans l'humidité, sont les seuls moyens capables de remplir ce but. Souvent ces moyens deviennent
infructueux : la fourchette *se pourrit,* le crapaud se développe, malgré tout ce que l'on a
pu faire et employer.

§ 13. *Pied à fourchette maigre.*

Cette altération, entièrement opposée à la précédente, se fait remarquer plus particulièrement dans les pieds encastelés, serrés, etc.; elle dénote, comme le dit très-judicieusement Solleysel, un sabot sec, aride, susceptible de resserrement, et de mettre l'animal hors de tout service quelconque. Les corps gras et la ferrure ne peuvent que retarder les suites toujours graves d'un pied qui a une fourchette maigre et par trop déprimée.

§ 14. *Pied mou ou gras (1).*

Les caractères de cette sorte de pied se tirent de l'état même de la corne, qui n'a pas la dureté requise, est souple et trop humectée. Une telle enveloppe, en lui supposant même une épaisseur ordinaire, ne peut que faiblement défendre les parties contenues contre les chocs extérieurs, sur-tout contre les foulées continuées sur des terrains durs et pierreux;

____

(1) Le pied mou est, d'après Bourgelat, le même défaut que le pied gras ; Lafosse assimile le pied gras au pied faible. L'acception du premier de ces auteurs est la plus exacte, parce qu'elle dérive de l'état même de l'ongle

aussi le pied gras est-il très-exposé à être serré
et piqué, à être affecté de bleimes, d'oignons,
et à devenir facilement fourbu ; sa conservation exige des soins continuels, une ferrure
légère et l'emploi de clous à lame déliée. Le
défaut que nous signalons complique souvent
celui des pieds larges, plats ou combles.

§ 15. *Pied faible.*

Le peu d'épaisseur et de dureté de la muraille établit le défaut dont il s'agit. Ces sortes
de pieds sont toujours sensibles, très-sujets
à être serrés, piqués, encloués, atteints de
bleimes ou d'oignons, et à devenir fourbus ;
ils ne résistent que peu de temps sur les terrains durs, et exigent la même ferrure, les
mêmes attentions que les pieds gras.

§ 16. *Pied dérobé.*

Le pied dérobé se distingue par des éclats
accidentels, qui ont lieu au bord inférieur de
la muraille, et déterminent une plus ou moins
grande perte de corne. Les sabots arides et
desséchés éprouvent presque toujours ce genre
de destruction, qui peut aussi se manifester
dans les bons pieds, lorsque l'on emploie de-

clous beaucoup trop forts ou que l'on broche trop maigre. Parfois, les éclats de corne sont si étendus et si avancés, qu'ils ne laissent presque plus de place pour brocher des clous.

La ferrure peut toujours être employée avec avantage pour le pied dérobé. Étant bien combinée, elle parera aux plus grands inconvéniens, et elle maintiendra le cheval en état de faire son service ; elle ramènera même le sabot dans son intégrité, si celui-ci n'a été altéré qu'accidentellement, par l'ignorance des ouvriers maréchaux. Le pied dérobé nécessite un fer ordinaire, avec ou sans pinçon (*Pl.* III, *fig.* 11 et 12), et dont les étampures soient disséminées, suivant les points où les clous peuvent être enfoncés. Il conviendra, en parant, de faire tomber, si cela est possible, tous les éclats de corne, afin de déterminer un accroissement uniforme de l'ongle, de rétablir plus promptement et d'une manière plus régulière l'intégrité du sabot (1). Il faut aussi brocher

---

(1) Quelquefois les éclats sont portés si avant, qu'il est impossible de les faire disparaître tous. Dans ces circonstances, il faut se borner à râper un peu, et s'il n'y a pas assez de corne pour attacher solidement le fer, on attendra quelques jours pour ferrer le cheval.

les clous le plus haut possible, et ne referrer que quand il y a nécessité bien reconnue. On sollicitera la souplesse de l'ongle par des onctions fréquentes de corps gras à la couronne et à toute la surface du sabot.

§ 17. *Pied rampin.*

Le pied, ou mieux le cheval rampin, est celui en qui la muraille se trouve redressée, plus ou moins rapprochée de la perpendiculaire et même reportée en avant, de manière que le bord supérieur de sa pince soit plus avancé que l'inférieur. Cette direction vicieuse, à laquelle participent toujours les rayons supérieurs, est naturelle ou acquise; elle ramène constamment l'appui vers la partie antérieure de la paroi, et, suivant ses degrés, le cheval marche plus ou moins sur la pince, est plus ou moins *pincard* (1) et parfois même il pose sur la face antérieure du sabot.

La conformation dont il s'agit est très-ordinaire, même naturelle, dans les mulets; elle suppose alors des talons hauts, qui rejettent

______

(1) Pincard, dérivé de pince; cheval qui marche sur la pince du pied.

l'appui en pince, à laquelle on remarque toujours une grande épaisseur. En général, les
animaux monodactyles, naturellement rampins, marchent avec assurance, jouissent même
d'une plus grande force pour le tirage, sur-
tout pour porter le bas dans les pays montueux,
escarpés; s'ils sont peu propres à la selle, c'est
parce qu'ils ont les réactions très-dures, et
qu'ils fatiguent beaucoup le cavalier. Le cheval devenu rampin par la ruine des membres
ou par toute autre cause, n'a jamais la pince
plus forte que dans l'état ordinaire, et ses talons peuvent être hauts ou bas, forts ou faibles.
Dans cette dernière circonstance, l'animal bute
continuellement; la faiblesse de ses extrémités
antérieures l'expose à se bouleter, à se cou-
ronner, à se couper, à s'entre-tailler, même à
s'abattre. Ces sortes de pieds rampins demandent constamment une ferrure capable de leur
donner la solidité dont ils manquent, et de
rendre leur marche plus assurée. L'indication à
remplir est de conserver la pince et de rejeter
l'appui en talons, lesquels doivent être abattus
et parés à fond, s'ils sont hauts et capables de
contrarier la diversion, qu'il importe d'obtenir.
Le fer convenable pour ces cas (*Pl. III, fig.* 13
et 14) doit être court, mince aux éponges, avoir

la pince prolongée, relevée, quelquefois même
terminée en pointe.

§ 18. *Pied panard.*

Défaut d'aplomb, toujours dépendant d'une
fausse direction des rayons supérieurs, et qui
se manifeste à la pince, tournée plus en dehors
que dans l'état normal. Le cheval panard peut
avoir un très-beau et bon pied; mais il se berce
en marchant, est exposé à s'entre-tailler, aux
atteintes, aux javarts cartilagineux, et il exige
une ferrure propre à le mettre à l'abri de ces
accidens. Il faut parer à plat, et l'on doit
avoir grand soin de ménager le quartier interne, qui, lorsque le pied est levé, paraît toujours plus haut que l'externe, et en impose
ainsi aux personnes peu exercées. Comme le
cheval panard se coupe en talon, et que le
quartier interne est toujours surchargé, un fer
ordinaire, dont l'éponge interne est plus courte
et plus épaisse que l'externe, produit communément des avantages marqués. Bourgelat conseille de ne pas raccourcir la branche interne,
et de lui donner seulement l'épaisseur nécessaire pour que, lors des foulées sur le sol, l'appui se fasse uniformément à toute la surface
plantaire.

§ 19. *Pied cagneux.*

Le cheval cagneux est l'opposé du panard ; la pince de son sabot est tournée en dedans, et les articulations des genoux ou des jarrets sont trop écartées l'une de l'autre. Cette interversion d'aplomb expose l'animal à se couper, tantôt de la pince, tantôt de la mamelle, et parfois du quartier.

La ferrure diffère de celle des pieds panards, en ce qu'il s'agit de remplir des indications contraires : on laissera donc la branche externe plus forte que l'interne ; et si le cheval s'entre-taille, l'on aura soin de ne pas faire garnir le fer dans les endroits où le pied d'un côté blesse l'autre.

§ 20. *Pied de travers.*

Une hauteur inégale ou une inclinaison trop forte dans l'un des quartiers détermine le pied de travers. Cette défectuosité, d'autant plus préjudiciable qu'elle est portée à un plus haut degré, se fait remarquer assez souvent dans les poulains que l'on exerce trop tôt et que l'on fait travailler sur des terrains durs, raboteux et parsemés de trous ; elle peut aussi être occasionée par les mauvaises ferrures. Cette altération, grave dans les chevaux d'un certain âge, peut se corriger, ou au moins diminuer considérablement par l'usage continué des bonnes ferrures.

§ 21. *Pieds inégaux.*

Les pieds sont inégaux, toutes les fois qu'il y a disproportion bien sensible de volume ou de forme entre le pied droit et le pied gauche, soit de devant, soit de derrière. La ferrure est alors subordonnée aux difformités ou altérations de chaque sabot, et doit être combinée de manière à rendre l'appui égal dans les quatre pieds.

§ 22. *Pied-bot.*

Ce pied, qui suppose une torsion du sabot, soit en dedans, soit en dehors, ne s'observe que très-rarement, parce que les animaux, étant incapables de travailler, dès le moment même où le pied commence à prendre cette difformité, sont sacrifiés avant que l'altération soit complète. La torsion qui produit le *pied-bot* peut être plus ou moins forte et prolongée, être congéniale ou accidentelle. Toutes les fois que la difformité provient de naissance, le sabot est alongé et contourné comme la corne

d'un bélier. Ce vice de conformation est in-
dubitablement le résultat d'une maladie qu'a
éprouvée le fœtus. Mais quelle est la cause de
cette affection? Nous l'ignorons, et nous n'entrerons dans aucune discussion à ce sujet. Les
cabinets de l'École royale vétérinaire d'Alfort
renferment un pied-bot de cette sorte; le sque-
lette duquel il fait partie appartenait à un poulain de dix à douze mois, qui n'avait que trois
extrémités, et que l'on avait conservé pour
l'exposer à la curiosité du public. Le sabot,
fort long, ressemble à une corne de bélier, et
présente les mêmes rugosités.

Le pied peut devenir *bot* par suite de fourbure, renouvelée ou entretenue chez les jeunes
poulains; mais il n'acquiert jamais ni la longueur
ni la forme du pied-bot de naissance.

TROISIÈME PARTIE.

MALADIES DU PIED.

Ces affections, nombreuses et variées, peuvent
être déterminées par la marche continuée sur
des terrains secs, durs, cailloureux et raboteux; par le choc, le contact des corps extérieurs, et même des pieds entre eux; par la
déviation de quelques rayons ou jointures supérieurs; enfin, par la ferrure (1). Les unes,
telles que les oignons et les bleimes, n'attaquent
que certaines régions du pied; tandis que d'autres, comme la fourbure, peuvent non-seulement occuper tout le pied, mais s'étendre à la
couronne et au paturon. Plusieurs se guérissent promptement, et ne sont dangereuses
qu'autant qu'elles sont négligées ou mal traitées; quelques-unes sont opiniâtres et ne dispa-

---

(1) Nous démontrerons ailleurs que la ferrure fait naître
la plus grande partie de ces altérations, et qu'elle occa-
sionne presque toujours les plus graves.

raissent qu'avec des soins bien suivis et long-
temps continués ; enfin il en est qui résistent à
tous les moyens que l'on peut mettre en usage,
et qui finissent par détériorer entièrement le
pied. Certaines lésions restent latentes plus ou
moins de temps, tandis que d'autres se font apercevoir dès le principe de leur développement.

Il est souvent difficile de reconnaître le siége
des maladies du pied, et dans certains cas il devient impossible de parvenir à cette découverte.
Toutes les fois que le mal réside dans cette région du membre, le cheval, tenu en main et
exercé tantôt au pas, tantôt au trot, ne fait pas
un appui franc et égal sur toute la surface plantaire du sabot ; certaines foulées sont subites,
ou se font principalement sur la pince, ou bien
elles ont lieu sur un quartier plus que sur l'autre. Parfois, l'animal fait un appui plus fort en
talons, comme cela arrive dans le cas de fourbure. Cette connaissance première, étant acquise, laisse encore à découvrir le point douloureux
et la nature de l'affection. Pour parvenir à ce
but, l'on déferre d'abord le cheval, puis on
regarde si le fer qu'il portait ne produisait pas
quelque compression ou gêne capable d'occasioner la boiterie ; après cet examen, l'on
prend une paire de tricoises, avec lesquelles on

pince, on *sonde* tout le pied (1). Si l'on veut fouiller plus scrupuleusement, il faudra commencer par abattre de la corne et parer plus ou moins avant, suivant l'intention qu'on aura, ou de mettre à découvert toute la partie offensée, ou seulement d'amincir la corne, jusqu'à ce qu'elle soit souple et que l'on puisse *resonder* avec plus d'avantage. Toutes ces recherches sont parfois infructueuses, et l'on ne trouve nulle trace de lésion; dans ce cas, il convient d'abandonner le pied pour deux ou trois jours, et de l'envelopper pendant ce temps d'un cataplasme émollient, afin d'assouplir l'ongle et de rendre plus sûres les nouvelles recherches.

Presque toutes les altérations demandent le secours de la main, l'usage des instrumens de ferrure, sur-tout celui du boutoir, dont on se sert non-seulement pour parer et pour disposer le pied à recevoir le fer, ei à subir une opération quelconque, mais encore pour abattre le

---

1. L'expression de *sonder* le pied, très-usitée en maréchalerie et dans la chirurgie vétérinaire, est employée au figuré : elle signifie strictement presser, comprimer le pied par tous les moyens possibles, et plus particulièrement en le pinçant avec les tricoises, afin de découvrir le point douloureux, et par conséquent le siège du mal.

trop de corne, qui, dans les plaies, suites des opérations, n'établit que trop souvent des compressions partielles, fait naître des fistules, divers bourgeons charnus, et retarde ainsi ou empêche complétement la cure. La majeure partie de ces affections requiert une ferrure particulière, soit pour assurer autant que possible la marche du cheval, soit pour faciliter les pansemens; quelques-unes, qui ne peuvent guérir sans de grands délabremens, demandent beaucoup de dextérité et des connaissances anatomiques très-exactes.

Les opérations nécessitées par les maladies de pied ne sauraient en général être faites trop tôt; les piqûres, les retraites, les enclouures, les clous de rue, exigent toujours de promptes ouvertures, à l'effet d'éviter l'accumulation du pus, ou de s'opposer à ce que celui qui existe déjà ne cause de plus grands ravages intérieurs. Quant aux soins que demandent les *entamures* (1), on peut les diviser en ceux qui

____

(1) Cette expression, quoique peu usitée en littérature, mais fréquemment employée en chirurgie, désigne les effets de l'action d'entamer; son acception doit s'entendre dans le même sens que les mots *brûlure*, de brûler: *piqûre*, de piquer, etc.

précèdent l'opération, ceux que l'on doit apporter en la pratiquant, enfin ceux qui doivent être continués jusqu'au rétablissement
complet du pied. Les attentions à avoir, avant
une opération quelconque, s'étendent à l'animal, ainsi qu'aux objets divers dont on doit se
prémunir d'avance. En général, les opérations
légères et peu douloureuses peuvent être prati
quées à toute heure de la journée, sans qu'il
soit besoin d'y disposer le cheval. Quand la
maladie doit entraîner un grand délabrement,
susceptible d'occasioner de la fièvre, d'exciter
le malade à se tourmenter fortement, à se dé-
battre et à se défendre, il est indispensable,
pour opérer, que l'animal soit à jeun, et qu'il ait
été préparé par un régime de quelques jours.

Certains chevaux, lourds et généralement peu
sensibles, subissent les opérations même les plus
graves, sans y avoir été préparés et sans en res-
sentir nul dérangement notable dans l'exercice
de leurs fonctions. Il n'en est pas de même des
jeunes animaux, sur-tout des chevaux vifs et tellement irritables qu'ils ne peuvent se sentir retenus par des liens, et encore bien moins supporter les instrumens tranchans. Les grandes plaies,
exécutées sans quelques précautions premières,
celles sur-tout qu'on pratique dans les parties où

la sensibilité est très-exaltée, leur sont toujours dangereuses, et ne leur deviennent que trop souvent funestes. On ne saurait donc apporter trop d'attention, pour disposer les sujets d'un tel tempérament aux opérations qu'ils ont à subir. Les bains, et les cataplasmes émolliens sur la partie malade, combinés avec un régime délayant, que l'on fait observer à l'animal pendant les deux ou trois jours qui précèdent celui de l'opération, sont les moyens efficaces par lesquels on prévient ordinairement la fièvre locale. Cette réaction, toujours à craindre, peut devenir générale, empêcher la suppuration et donner lieu à différens accidens funestes. Dans tous les cas, il est sage et d'une bonne méthode de disposer d'avance, et même dès la veille, si cela est possible, le pied malade; on doit le parer et le ferrer suivant l'opération que l'on se propose de pratiquer; après quoi, on l'enveloppe d'un cataplasme émollient, jusqu'à l'instant d'exécuter cette opération.

Une précaution d'un autre genre, que ne doit pas oublier le vétérinaire avant de se mettre en œuvre, c'est d'arranger et de tenir apprêté tout ce qui doit composer l'appareil à appliquer, ainsi que les instrumens et autres objets nécessaires. Presque toutes les plaies dont il

s'agit demandent pour pansement, 1°. un fer
approprié; 2°. des étoupes disposées en plumasseaux, en tentes et bourdonnets de diverses
grandeurs; 3°. les médicamens, dont on charge
le plus souvent les premières étoupes, ou que
l'on porte immédiatement sur la plaie; 4°. une
longue bande ou ligature, roulée par les deux
bouts et destinée à fixer l'étoupade (1). Dans la
dessolure simple, on contient en place les plumasseaux au moyen du fer dit *à dessolure*
(*Pl.* III, *fig.* 21), et de deux éclisses de bois,
maintenues par une traverse, qui passe sur les
branches du fer. Dans les cas d'enlèvement de
la sole et du quartier en même temps, on fait
usage d'éclisses et de ligatures. Pour compléter
le pansement, il est nécessaire de disposer un
morceau de toile assez grand pour couvrir tout
le pied opéré, et de se procurer une ficelle ou
une ligature pour assujettir cette enveloppe.

Autant que les circonstances peuvent le per—
mettre, il est avantageux d'opérer les animaux
debout, en les attachant simplement au mur,

____

(1) Pour de plus amples détails sur ces objets de pansement, voyez l'*Essai sur les appareils et les bandages*, par
Bourgelat, qui se trouve dans la librairie de Madame *Huzard*.

ou en les fixant dans un travail, ou en les faisant tenir en main : par cette pratique, on les débarrasse plus promptement, on leur évite sur-tout des efforts violens, qui ont toujours le grave inconvénient d'augmenter les douleurs et de rendre les opérations plus dangereuses. On peut en agir ainsi pour la saignée en pince, pour la seime en sifflet, pour les bleimes, pour les clous de rue, chicots et tessons divers, qui ne pénètrent pas au-delà du tissu réticulaire. La dessolure simple peut aussi avoir lieu de la même manière, sur-tout quand la sole est en partie soulevée par la matière purulente. Le *li-col ordinaire* ou *de force*, la *plate-longe*, l'*entra-von* et le *torche-nez*, sont les instrumens ordinaires dont on se sert pour attacher les animaux et les contenir. L'usage de ces instrumens est trop connu, pour qu'il soit nécessaire d'entrer dans quelques détails à cet égard, détails que l'on trouvera d'ailleurs dans l'*Essai sur les appareils et sur les bandages*, par Bourgelat.

Beaucoup de chevaux ne sauraient être opérés debout, sans les plus grands dangers pour eux-mêmes, ainsi que pour l'opérateur et les aides ; il est convenable et prudent de les abattre, c'est-à-dire de les renverser et les fixer sur un lit de paille ou sur un sol tellement

doux, que l'animal ne puisse pas s'y blesser ; on
doit en agir de la sorte pour toutes les opérations qui exigent certains délabremens et beaucoup de précautions. On parvient à renverser
le cheval sur le lit disposé à cet effet, en employant ou les entraves seules, ou bien les entraves avec la plate-longe, ou la plate-longe
seule, ou simplement le bridon sans nul autre
lien.

1°. *Emploi des entraves seules*. Les entraves,
dont on trouvera une description détaillée dans
l'ouvrage précité de Bourgelat, se composent
de quatre entravons et d'un lac. Ces diverses
pièces servent à rapprocher les quatre pieds et
à faire perdre l'équilibre à l'animal ; mais, pour
effectuer le renversement du cheval, il faut le
secours de plusieurs aides, dont un, placé à
la tête, empêche celle-ci de se heurter sur le
sol ; un second, tenant la queue, attire sur le
lit le sujet, dès qu'il commence à perdre l'équilibre ; deux ou trois autres tirent au lac et rap-
prochent les membres ; l'opérateur, placé contre l'épaule, pousse d'une main l'animal sur
le lit, pendant que, de l'autre, il saisit le lac
et aide au rapprochement des quatre extrémités. Telle est, en abrégé, la manière ordinaire d'abattre le cheval avec les entraves.

Nous n'entrerons pas dans d'autres détails sur
ce procédé si généralement usité; nous ne l'avons même rappelé que pour expliquer la méthode par laquelle l'opérateur peut, quand il se
trouve seul et sans aides, parvenir à renverser
et fixer l'animal. Le sujet conduit et attaché
près du lit, il lui met les entraves, comme à
l'ordinaire, et fixe le lac passé dans les quatre
entravons à un poteau, à un anneau ou à tout
autre corps. Ces premières dispositions faites,
il se place contre le cheval, du côté sur lequel
il a l'intention de le coucher, et lui rapproche le plus possible les membres; il saisit ensuite, d'une main, la queue, et, de l'autre,
la crinière, et donne immédiatement un coup
de pied à l'animal, pour le déterminer à se porter en avant. En cherchant à opérer ce mouvement, le cheval se trouve empêtré; dans les
efforts qu'il fait pour se dégager, il perd l'équilibre, et l'opérateur saisit cette circonstance
pour le renverser. Lorsque le sujet risque de
se heurter la tête contre le mur ou le poteau
auquel il est attaché, il est prudent, après que
l'on a mis les entraves et fixé le lac, de le détacher et même de l'éloigner de tout corps contre lequel il pourrait se faire du mal. On contient la tête avec la main, qui saisit la crinière

et la rêne du bridon en même temps. La manœuvre dont il s'agit, peut se faire en employant
seulement trois entravons, deux au bipède antérieur, et un troisième, qui porte le lac au pied
postérieur, du côté sur lequel le malade doit
être abattu. Ce dernier mode de procéder m'a
même paru le plus expéditif et le plus sûr pour
coucher le cheval sur le lit.

2°. *Emploi des entraves avec la plate-longe.*
Le secours de la plate-longe pour ramener le
cheval sur le lit, dès qu'il commence à perdre
l'équilibre, est d'un avantage incontestable, et
peut parer à bien des accidens. Certains chevaux, vifs, inquiets ou impatiens, se livrent à
des mouvemens violens au moment où ils sentent leurs membres attirés par des liens; ils
s'élèvent en s'élançant hors du lit; ils se jettent
sur le pavé ou sur la terre avec une force que
rien ne peut vaincre; souvent ils vont se heurter, s'assommer contre les murs, ou bien ils
tombent sur la tête, et se luxent l'encolure. La
plate-longe est un puissant auxiliaire pour contenir ces animaux, effrayés ou méchans, les renverser sur le lit et leur éviter quelqu'un des
accidens précités : nous dirons même que son
emploi est, dans tous les cas, une précaution
sage. Après le placement des entraves, on em-

brasse le milieu du corps avec la plate-longe, que l'on commet à des aides, qui tirent du côté du lit, au signal donné, pendant que ceux qui sont placés au lac et à la queue agissent en même temps.

3°. *Emploi de la plate-longe seule.* Il y a des chevaux tellement méchans et si farouches, qu'ils ne veulent se laisser ni toucher ni même approcher, et auxquels il serait impossible de mettre des entravons. Avec deux plates-longes, on parvient à les renverser sur le lit préparé, on leur met ensuite les entraves, et on les fixe comme il convient pour l'opération à leur faire subir. L'une de ces plates-longes doit être employée pour empêcher, comme avec les entraves, l'animal de s'élancer hors du lit; l'autre plate-longe est préposée à saisir avec un nœud coulant le paturon antérieur du côté sur lequel on désire coucher le sujet. Cette dernière plate-longe est d'abord étendue par terre, et le nœud coulant formé du côté de son œil est déployé en cercle d'une certaine grandeur. Le cheval, amené sur le terrain par un ou plusieurs aides, suivant sa méchanceté ou ses emportemens, est conduit contre la plate-longe, et manœuvré jusqu'à ce qu'il mette le pied antérieur désigné dans le cercle du nœud coulant. En tirant promptement et de bas en haut l'autre extrémité de la plate-longe, l'on fait monter et l'on serre le nœud coulant au-dessus du sabot, et le membre se trouve ainsi pris par le lien. La seconde plate-longe est ensuite passée à travers le corps, avec ou sans nœud coulant. L'animal étant placé le plus près possible de la litière du lit, l'opérateur donne le signal pour que tous les aides agissent simultanément. La plate-longe qui embrasse le corps sera tirée en dedans du lit, pendant que celle du paturon sera portée en arrière et à l'opposé de la première, afin de fléchir le membre et de lui faire perdre son appui. Lorsque la manœuvre est exécutée avec adresse et ensemble, l'on parvient à renverser du premier coup le cheval et à le faire tomber sans accident. Mais si l'on est obligé de renouveler cette manœuvre, qui n'aura pas d'abord rempli le but, le sujet devient plus emporté, plus furieux, et il est alors plus difficile de l'abattre.

4°. *Emploi d'un bridon ou licol.* Ce quatrième et dernier procédé ne peut guère être mis en usage que pour les poulains encore jeunes et indomptés : il consiste à plier l'encolure en arrière et au côté opposé à celui sur lequel on veut faire tomber l'animal ; l'on tire

tortement la tête vers le garrot et l'on force le
sujet à tourner sur ses jarrets. Celui-ci ne tarde
pas à s'acculer, et il se renverse après quelques
tours, souvent même dès le premier. Un seul
homme suffit pour cette manœuvre hardie; il
se place contre l'épaule, saisit les deux rênes
du bridon ou la longe du licol, passées du côté
opposé, et il agit comme il est dit ci-dessus.
Ce moyen, très-expéditif, n'entraîne nul danger
pour l'animal, qui tombe doucement et sans se
faire aucun mal, même en se renversant sur le
pavé ou sur un terrain dur et inégal; mais il a
le grave inconvénient de forcer les jarrets et
les reins : il ne pourrait pas convenir pour les
chevaux lourds, ainsi que pour ceux qui ont
une grande taille.

Après s'être rendu maître de l'animal, et lui
avoir ôté tous ses moyens de défense, l'opérateur fixe le membre malade de manière à ce
qu'il puisse agir librement et en toute sûreté,
tant pour inciser et couper que pour appliquer l'appareil convenable. Il détache le fer,
s'il ne l'a pas fait, avant de coucher le cheval;
il coupe les crins, si cela est nécessaire, et il
passe dans le paturon une ligature ou une grosse
ficelle, assez fortement serrée pour qu'elle puisse
faire fonction de tourniquet et intercepter la cir-

culation du sang. Ces précautions prises, il procède à l'opération, en commençant par séparer
jusqu'à fond la portion de corne qu'il se propose d'extirper, et qu'il détache aussitôt après
avec le secours d'un élévatoire, d'une paire de
tricoises et d'une feuille de sauge double. L'extraction de cette portion de l'ongle suffit quelquefois pour mettre tout le mal à découvert,
sans qu'il soit besoin d'aller plus avant. Souvent
elle n'est que le prélude de grands délabremens,
nécessités par l'étendue ou par la profondeur
de la lésion; l'ongle enlevé, l'on est obligé de
prolonger les incisions, de faire de nouvelles
entailles et d'amputer plusieurs des parties ren-
fermées dans le sabot; quelquefois même il est
nécessaire de débrider, et de parvenir jusqu'à
l'os du pied ou jusqu'au petit sésamoïde, que
l'on rugine ou que l'on cautérise dans les points
où ils ont été attaqués.

Presque toutes les opérations de pied exigent l'emploi d'une force plus ou moins grande
et suffisante pour surmonter la résistance qu'opposent quelques parties, telles que la corne et
les cartilages latéraux de l'os du pied. Cette
résistance, venant à cesser tout à coup, produit l'égarement de l'instrument tranchant,
qui, étant porté dans les parties molles, peut

y faire de longues et profondes blessures. L'o-
pérateur doit avoir la précaution de tenir constamment son instrument de court , comme
de ne jamais le pousser avec force , sans avoir
préalablement pris un point d'appui, qui le
mette dans le cas d'en être toujours le maître,
de pouvoir borner son action à volonté et de
le retenir dès que la résistance cesse d'avoir
lieu. L'enlèvement de la portion de corne qui
dérobe le mal, n'exige pas moins de soin et
d'attention. Si, après avoir saisi le lambeau
corné avec les tricoises, on le tire avec trop de
force et de précipitation, au lieu de se désunir
uniformément d'avec les parties sous-jacentes,
il les entraîne, les arrache, et dépouille ainsi
l'os du pied ; d'autres fois, comme dans la dessolure, la corne se divise et se déchire elle-
même ; elle forme des débris, qui restent fixés
au tissu réticulaire et que l'on est obligé d'amputer après coup. Ces inconvéniens n'ont pas
lieu lorsque l'opérateur, après avoir détaché
lui-même un bout de l'ongle qu'il fait tenir par
un aide avec les tricoises, recommande d'agir
tout doucement en renversant la corne et en
la tordant légèrement, tantôt d'un côté, tantôt
de l'autre; pendant que lui-même, armé de
on élévatoire et de sa feuille de sauge, aide à

soulever, coupe tous les déchiremens qui commencent à se former, et veille à ce que le décollement se continue d'une manière uniforme.
Dans toutes les circonstances dont il s'agit, le
vétérinaire contractera l'habitude des précautions propres à prévenir les accidens de tous
genres, de ne jamais paraître embarrassé et
d'agir toujours avec vitesse et dextérité. Tout
en prenant le temps et les soins nécessaires pour
ménager certaines parties, dont la section pourrait être nuisible et dangereuse, il ne perdra
pas de vue qu'il y a de grands inconvéniens à
prolonger inutilement les opérations, tant par
rapport aux suites fâcheuses qui peuvent en résulter, que pour l'animal, qu'il ne faut pas faire
souffrir sans nécessité. Il doit sur - tout avoir
l'attention de ne pas irriter les plaies, soit en
passant continuellement les doigts dessus, soit
en les lavant long-temps avec de l'eau froide.

Après avoir terminé son opération, il couvrira la plaie d'un peu d'étoupe, rattachera le
fer en brochant les clous dans les anciens trous,
afin de ne point étonner, ébranler le sabot, qui,
n'étant plus dans son intégrité, demande beaucoup de ménagement : il essuiera tout doucement la plaie et procédera de suite au pansement; il aura soin de placer graduellement les

plumasseaux, et de telle manière qu'il n'y ait aucun vide et que la pression puisse s'exercer bien également par-tout; il fixera ensuite l'étoupade avec la bande roulée, serrera également chaque tour, en ayant l'attention de n'en passer aucun sur les parties molles, crainte d'y établir une compression dangereuse. Dans ce premier pansement, l'on fait habituellement usage de l'eau-de-vie étendue dans une certaine quantité d'eau ou de vin chaud; les premières étoupes, imbibées de cette liqueur, se placent beaucoup mieux. Quand le sujet opéré est d'un tempérament mou et peu sensible, il est préférable et plus avantageux de mettre les plumasseaux secs; il convient même quelquefois de les charger d'essence de térébenthine ou de teinture d'aloès. Par leur nature ou par leur état, certaines plaies exigent l'emploi de substances, soit dessiccatives, soit caustiques, dont on modère ou dont on augmente l'activité suivant les circonstances. L'emploi de ces substances est indiqué dans les cas de crapaud, de carie, de chairs baveuses, que l'on n'a pas pu emporter et qu'il est nécessaire de détruire. Après l'application de l'appareil et de son enveloppe, l'on défait la ligature du paturon, l'on frotte un peu la partie, afin de rétablir la cir-

culation, on délie le cheval et on le fait relever.
L'animal opéré peut être en sueur, éprouver de
légers tremblemens dans les muscles, se trouver défaillant, chanceler, avoir l'air épouvan-
té, etc. On doit commencer par le rassurer et
par le bien bouchonner; on le conduit ensuite
à l'écurie, et on l'attache au râtelier en éloi-
gnant de lui toutes sortes d'alimens. Au bout
d'un peu de temps et lorsqu'il a repris sa tran-
quillité, on lui fait une saignée, afin de prévenir les accidens ultérieurs, sur-tout la fièvre :
cette précaution ne doit pas être négligée dans
les chevaux fins, très-irritables, et qui ont
éprouvé de grandes douleurs; tandis qu'elle est
inutile dans les animaux qui, par leur tempérament, supportent avec moins de souffrance
les opérations et se tourmentent peu.

Le premier appareil, disposé et fixé comme il
a été dit, doit se lever dès qu'il s'est établi dans la
partie un travail particulier, et que la suppuration est en activité, ce que l'on reconnaît par la
matière purulente, qui fuse et s'échappe par les
bords de l'étoupade. Le pus reste plus ou moins
de temps à se former, selon la nature des tissus,
selon la gravité de la plaie, suivant l'âge et la
constitution de l'individu, enfin selon la saison
et la température atmosphérique. Dans les fortes

8

chaleurs de l'été, il paraît ordinairement au troisième ou cinquième jour ; tandis qu'en hiver sa sécrétion tarde bien plus long-temps à avoir lieu ; elle n'est communément établie que du cinquième au huitième jour, et quelquefois même plus tard (1). L'enlèvement des étoupes au deuxième pansement doit se faire avec précaution, afin de ne pas déranger les derniers plumasseaux, encore collés sur la plaie. Il faut laisser ces plumasseaux en place, en appliquer de secs par-dessus, et terminer ce pansement comme le premier. Souvent on est contraint de déroger à cette règle générale, et de laisser moins d'intervalle entre les deux premiers pansemens : cela a lieu toutes les fois que le cheval souffre considérablement et qu'il tient constamment en l'air le pied opéré, sans pouvoir prendre dessus le moindre appui. Cet état douloureux, déterminé, soit par une compression trop forte, soit par une fièvre locale suscepti-

---

(1) Les plaies légères, telles que les clous de rue, opérées de bonne heure et seulement en pratiquant une ouverture infundibuliforme, guérissent sans suppurer : le travail de la cicatrisation s'annonce, 1°. par la couleur vermeille de la plaie ; 2°. par une humeur puriforme, qui, en s'échappant, détache les étoupes.

ble d'amener la mortification, indique la nécessité de desserrer un peu la ligature, ou d'enlever tout l'appareil, afin d'employer les divers
moyens propres à prévenir la gangrène et à
borner ses progrès, si elle existe déjà. Dans
ce dernier cas, on coupe les parties frappées de
mort, et l'on peut même les brûler avec un fer
rougi au feu; mais cette cautérisation ne doit
être mise en usage qu'avec beaucoup de circonspection et seulement chez les chevaux vieux ou
d'une constitution peu irritable. Après avoir
détruit avec l'instrument tout ce qu'il est convenable d'amputer, l'on couvre la plaie de
plumasseaux, chargés de substances capables de
ranimer les forces vitales et de s'opposer à la
mortification.

Quoi qu'il en soit de ces exceptions et de
bien d'autres qu'il serait trop long de rapporter ici, la marche la plus ordinaire des plaies
résultant des opérations de pied est de tendre
à la guérison. Au renouvellement du premier
appareil, la partie est toujours plus ou moins
bourgeonnée, blafarde et enduite d'une humeur
purulente, blanchâtre. Cet état, qui peut en
imposer au jeune praticien et être regardé
comme de mauvaise nature, se trouve totalement changé au troisième ou quatrième panse-

8.

ment ; la surface de la plaie devient vermeille et uniforme ; le pus prend une couleur blanche et une consistance visqueuse. Les moyens d'entretenir et de favoriser ce travail si salutaire dépendent des soins subséquens, bien entendus, et continués jusqu'à la cicatrisation parfaite. Tant que l'entamure présente les apparences dont il vient d'être parlé, les pansemens doivent se faire avec des étoupes sèches, être exécutés avec les mêmes précautions que dans le premier appareil, et être renouvelés en raison de la quantité du pus qui s'accumule sous l'étoupade. A l'époque où la suppuration est bien développée, il est utile de panser une fois par jour, et même deux fois, si la matière purulente est sécrétée en grande abondance. Lorsque le mal tend à une guérison prochaine et que la suppuration s'affaiblit, les pansemens doivent être moins fréquens et devenir insensiblement plus rares, jusqu'à ce qu'ils cessent tout-à-fait, et que la partie puisse être abandonnée à elle-même.

Pour faire les divers pansemens avec toute la régularité convenable et afin de pouvoir établir une pression uniforme, l'on doit toujours commencer par remplir toutes les cavités, d'abord les plus profondes et graduellement les plus superficielles; l'on place ensuite les plumasseaux, en employant toujours les plus petits et successivement en se servant de plus grands, jusqu'au dernier, qui doit couvrir tous les autres. On maintient en place cette étoupade avec la ligature, ou avec des éclisses, suivant l'opération qui a été exécutée.

Il ne suffit pas de bien disposer tout cet appareil, il faut encore avoir la plus grande attention de garantir le mal de toute impression fâcheuse. Une foule de circonstances peuvent irriter cette plaie et la faire changer de nature: c'est ce qui a lieu lorsqu'elle reste découverte et trop long-temps exposée à l'action immédiate de l'air; lorsque, pour la nettoyer, la débarrasser du pus ou d'autres matières étrangères, on a l'imprudence de la laver et de verser par-dessus beaucoup d'eau; ou bien lorsque, dans les pansemens, on emploie inconsidérément des substances, qui établissent un autre mode d'action. Les coups, les atteintes portées sur cette entamure, ainsi que les morsures que se fait l'animal lui-même, produisent des effets également fâcheux. Les compressions exercées, soit par l'étoupade mal appliquée ou mal fixée, soit par quelques portions de l'ongle, sont de toutes les causes nuisibles les plus fréquentes et

les plus à craindre. Elles font d'ordinaire naître des cerises ou autres bourgeons de même
nature; quelquefois elles donnent lieu à des
fistules, ou bien elles font devenir la plaie livide, noirâtre et ulcéreuse. La première indication à remplir dans ces cas est de faire cesser
la cause occasionelle, de porter plus de soins à
faire les pansemens, et d'enlever ou d'amincir la
corne qui gêne quelquefois les parties molles.
Comme l'extirpation de l'ongle produit constamment une grande irritation, elle ne doit
être pratiquée qu'autant qu'elle est urgente, et
qu'il n'y a pas d'autre moyen de faire cesser
la compression. Les cerises récentes, celles qui
se sont formées d'un pansement à l'autre, disparaissent presque toujours par une pression
forte; quand, au lieu de décroître, elles augmentent et prennent une teinte livide, il est
convenable alors de les amputer avec l'instrument tranchant, de mettre toute la surface de
la plaie au même niveau, et d'appliquer un
appareil dont les plumasseaux soient gradués
de manière à ce que la pression soit portée à
un degré plus considérable. Tous ces moyens
sont parfois inutiles; de nouveaux bourgeons
charnus repoussent sans cesse, et la corne continue à presser, à irriter; il faut alors abattre

la partie ongulée , qui fait compression ; si la corne est nouvelle et encore tendre, il suf-fira de l'amincir jusqu'à ce qu'elle ne forme plus qu'une croûte molle.

Les plaies compliquées de fistules, ne gué-rissent qu'autant que celles – ci disparaissent radicalement , et que leur cicatrisation pro-cède du fond. Ces sinus plus ou moins pro-fonds, droits ou tortueux, peuvent dépendre et être entretenus, par un mauvais état de la plaie, par une compression extérieure, par un point interne d'irritation. Faire cesser toute compression, ranimer la plaie quand elle est livide ou noirâtre, la calmer lorsqu'elle est en-flammée, rouge, accompagnée de tuméfaction et de chaleur : telles sont les indications à rem-plir dans les deux premiers cas. Les fistules qui tiennent soit à une altération particulière, soit à la carie d'un os ou d'un cartilage , soit à un corps étranger, retenu entre les chairs, introduit du dehors ou formé intérieurement, comme les portions exfoliées des os; ces fistules, dis-je , exigent constamment la destruction de la cause occasionelle. Toutes les fois que les circons-tances le permettent, il est utile de débrider de tous côtés et de mettre à découvert le fond de la fistule, afin d'atteindre le point d'irritation, le détruire d'une manière quelconque et déterminer, par là, une bonne cicatrisation. Lorsque, sans de grands dangers, on ne peut pas employer l'instrument tranchant, ou qu'il n'est possible de le porter que jusqu'à une certaine profondeur, on tâche d'élargir la fistule restante, et de l'agrandir assez pour y introduire des bourdonnets chargés de substances dessiccatives ou caustiques. On aura la plus grande attention de l'entretenir dilatée, jusqu'à la sortie ou la destruction complète du corps irritant, qui, une fois recouvert par les chairs, fait naître de nouvelles fistules et nécessite de nouvelles opérations.

La plaie compliquée étant ramenée à l'état simple, il suffit d'entretenir cet état, et la guérison ne tarde pas à avoir lieu. Lorsque la cicatrisation est avancée, que la douleur est dissipée, et que le cheval commence à se servir librement de son pied malade, il convient de ferrer à demeure (1), de mettre l'animal au labour, ou à tout autre travail léger, sur un terrain doux. Loin d'être préjudiciable, cet exer-

---

(1) On ferre à demeure toutes les fois que le fer doit rester en place jusqu'à son usure complète, ou du moins très-avancée.

cice devient au contraire fort salutaire ; il entretient l'individu en santé, dédommage des
frais de nourriture et de pansement ; il avance
considérablement et rend même plus assurée la
cure de la maladie. L'expérience journalière
prouve que tout cheval qui reste dans l'écurie
jusqu'à la disparition complète du mal est sujet à être atteint de diverses autres affections ; il
guérit de son pied malade plus difficilement
que lorsqu'il fait quelque service, ou qu'il est
abandonné dans une pâture. L'animal, mis au
travail, exige encore des soins et doit être pansé
tous les trois à quatre jours, jusqu'à ce qu'il
n'y ait plus de plaie et que la corne soit bien
consolidée. La cure est très-souvent longue et
difficile à obtenir ; il subsiste pendant long-temps
un petit point d'où suinte une humeur ou séreuse ou purulente ; et ce restant de plaie,
étant négligé, peut donner lieu à la formation
d'une fistule et établir de nouveaux désordres.
Dès que l'écoulement ou la sortie de la matière
cessera d'avoir lieu, l'on couvrira l'ouverture
extérieure de la cavité avec des poudres dessiccatives de résine, d'alun, etc., et l'on continuera l'usage de ces substances jusqu'à ce que
la dessiccation soit complète. Tant que le sabot
n'a pas repris son épaisseur et sa dureté natu-

relles, il est nécessaire de préserver le pied de tout accident ultérieur, soit par une ferrure bien appropriée, soit par l'emploi des substances grasses, dont on enduit la corne, afin de la tenir souple et l'empêcher de se resserrer.

Les maladies du pied, qui pourraient se réduire à quelques chefs principaux, ont été multipliées par une foule de dénominations vulgaires, dont plusieurs ne font qu'en indiquer le siége ou la cause; d'autres n'expriment qu'un degré particulier d'une altération, désignée sous d'autres noms. Ces dénominations, tout impropres qu'elles sont, forment cependant la seule langue, reconnue dans le commerce et dans l'exercice de la médecine des animaux domestiques. Pour en opérer les changemens et leur substituer des expressions scientifiques, à la hauteur des connaissances actuelles de la médecine humaine, il eût fallu tout refondre, et le *Traité du pied* n'aurait plus été alors à la portée des praticiens; il n'aurait même plus eu le précieux avantage de mettre les élèves vétérinaires en rapport avec les notions routinières que possèdent généralement les personnes qui conservent, élèvent des chevaux, ou qui en font le commerce. Mais, me dira-t-on, la réforme dont il s'agit est déjà accomplie, puisqu'elle vient d'être publiée, même présentée comme un langage adopté dans les Écoles vétérinaires; et l'édition que vous donnez aujourd'hui va paraître surannée. Il est vrai qu'un ouvrage qui n'en est encore qu'à son premier volume, renferme une nouvelle nomenclature des maladies des animaux domestiques, sans que les noms consacrés par l'usage soient accolés avec les nouvelles expressions, toutes tirées du grec et plus ou moins composées. Nous ferons d'abord observer que cette refonte ne peut être considérée que comme un simple essai, dont le temps prouvera les avantages ou les inconvéniens; nous dirons ensuite qu'un livre doit toujours être rédigé dans le but de son utilité directe, pour le plus grand avantage de la science, et qu'il doit être mis à la portée du plus grand nombre de lecteurs supposés : tel est l'esprit d'après lequel nous nous sommes guidé. Si, mettant de côté toute crainte d'une innovation générale dans la pathologie vétérinaire, nous cherchons à reconnaître l'utilité qui pourrait résulter de l'adoption de la nouvelle méthode nominale pour les maladies du pied, les raisons se présentent en foule pour nous convaincre que les inconvéniens l'emporteraient sur les avantages.

Une discussion approfondie sur le mérite ou les défauts de la nomenclature pathologique, publiée récemment, serait ici superflue ; elle nous éloignerait d'ailleurs de notre sujet. Je ferai une simple réflexion, et je demanderai si des expressions grecques, substituées à des noms sanctionnés par le temps, rendront plus facile l'étude des maladies des bestiaux ; en un mot, si cette révolution, entreprise, nous n'en pouvons douter, dans l'intérêt de la science, produira des résultats aussi heureux que ceux qui ont été apportés par certaines nomenclatures à la médecine humaine, qui puise ses grandes sources dans des auteurs grecs. Je conviens que le langage de quelques parties de la médecine vétérinaire, sur-tout celui des maladies, est hérissé de mots barbares, de termes bas et ignobles ; mais qu'importe que les mots usités paraissent manquer de noblesse, s'ils n'entraînent avec eux aucune idée fausse, et s'ils peuvent être employés sans de graves inconvéniens ? Les mots nouveaux ne devraient être créés que lorsque des idées nouvelles, mal indiquées par les anciens, les ont rendus presque indispensables ; une expression nouvelle devrait toujours être le signal, l'hiéroglyphe d'une découverte et n'être légitimée que par elle. Par leur défaut même de signification, les anciens mots ont pu se plier aux progrès de la pathologie et prendre, à chaque époque, la valeur des idées qu'on attachait aux choses qu'ils servent à exprimer. Tout en admettant la nécessité d'une réforme dans la nomenclature pathologique, nous pensons que ces changemens ne devraient s'opérer qu'au fur et à mesure que de nouvelles connaissances seraient ajoutées au domaine de la médecine vétérinaire. Le langage, étant ainsi rétabli graduellement, deviendrait plus savant, plus facile, plus utile et plus assuré.

ARTICLE PREMIER.

MALADIES DE LA COURONNE ET DU PATURON.

§ 1. *Les atteintes.*

On comprend sous ce titre les diverses contusions et meurtrissures, faites avec ou sans déchirement, et produites, soit par l'un des autres pieds, soit par un corps étranger, soit enfin par un autre cheval qui marche derrière ou tout à côté. Suivant leur violence et leur siége, les atteintes peuvent être (a) *simples,* quand la contusion est légère et que la douleur se dissipe d'elle-même en peu de temps;

(*b*) *sourdes*, lorsque la douleur est vive, profonde et persistante : cette sorte de lésion a presque toujours lieu au talon ou près des quartiers ; le tendon est quelquefois contus, ferru et plus ou moins maltraité ; (*c*) *encornées*, lorsque la contusion a été imprimée sur le sabot, vers le biseau ; celles-ci, généralement très-doulou-reuses, peuvent faire naître les javarts encor-nés ou cartilagineux ; (*d*) *compliquées*, toutes les fois qu'elles sont accompagnées de l'altéra-tion de plusieurs tissus.

Les causes de ces différentes atteintes sont, comme nous l'avons dit précédemment, les coups de pied que l'animal reçoit ou qu'il se donne lui-même. Ainsi, toutes celles de ces lé-sions qui se montrent au côté interne de la ré-gion digitée, doivent être attribuées au pied opposé, et ces accidens, indices de faiblesse, se font remarquer plus communément dans les poulains, ainsi que dans les chevaux sujets à se couper, à s'entre-tailler. Les atteintes situées au talon ou près des quartiers des pieds anté-rieurs, sont occasionées par les pieds posté-rieurs, et elles ont lieu plus particulièrement dans les chevaux forgeurs. Celles qui sont si-tuées aux mêmes endroits dans les pieds de derrière, proviennent de ce que les chevaux marchent tout près et à la queue les uns des autres. Enfin les atteintes qui se manifestent au côté externe ou à la partie antérieure des pieds, ont lieu dans les écuries où les animaux, placés les uns contre les autres, ne sont séparés ni par des barres, ni par des stalles.

Dans le cas d'atteintes, la première indication à remplir est d'aviser aux moyens d'en empêcher de nouvelles ; l'on s'occupe ensuite du traitement curatif, qui varie constamment, suivant la gravité du mal et selon les suites qu'il importe de prévenir. Si la douleur est forte et récente, l'on aura recours aux astringens, susceptibles de faire avorter l'inflammation, toujours à redouter au pied, où la réaction est énorme, en raison de la résistance produite par le sabot. Si l'accident date de plus de vingt-quatre heures, les astringens sont contre-indiqués ; l'on emploiera les calmans, tels que le repos à l'écurie sur une bonne litière, la saignée, les cataplasmes émolliens sur la partie malade, etc. Si ces moyens deviennent insuffisans, l'atteinte fait alors éclore un javart ou la fourbure, affections auxquelles il sera consacré des articles particuliers.

La plupart des atteintes ne réclament que de légers soins de propreté et de prévoyance.

Quand elles proviennent de ce que le cheval forge ou s'attrape, l'on doit recourir à la ferrure prescrite pour ces cas très-ordinaires. Sont-elles dues aux approches d'autres chevaux, il sera facile d'y porter remède en disposant les animaux de manière à ce qu'ils ne se blessent plus. Mais ces précautions ne sont malheureusement pas exécutables dans toutes les circonstances, et l'on n'a pas toujours les moyens de pouvoir isoler les chevaux, comme il conviendrait; c'est ce qui arrive dans les corps de cavalerie, où les animaux sont toujours pressés dans les écuries, aussi bien qu'aux manœuvres et à la promenade.

§ 2. *Les enchevêtrures* (1).

Ces lésions surviennent au pli du paturon, sont produites par la longe du licol, dans laquelle le cheval se prend, s'embarrasse (2), et

---

(1) Enchevêtrure, expression dérivée de *chevêtre*, licol, et de *en*, dedans. Cheval enchevêtré, celui qui est pris dans son licol.

(2) Il est à remarquer que la longe du licol n'est pas toujours une corde ; souvent c'est une lanière de cuir, et quelquefois une chaîne de fer. Dans ce dernier cas, le cheval s'enchevêtre rarement, parce que la chaîne, en raison de son poids, ne reste jamais lâche ; elle produit des

elles se manifestent par une plaie ou par une meurtrissure transversale. Souvent elles se bornent à une simple excoriation de la peau, et n'ont aucune suite fâcheuse ; d'autres fois elles sont profondes, vont jusqu'au tendon fléchisseur, produisent beaucoup de douleur, déterminent un engorgement considérable et mettent l'animal hors d'état de travailler. Elles ne sont dangereuses et ne donnent lieu à des accidens graves, qu'autant qu'elles sont négligées ou que la malpropreté et un mouvement trop long-temps continué viennent à irriter la partie. En entretenant ainsi les plaies produites par enchevêtrures, ces circonstances peuvent les faire dégénérer en ulcères, donner lieu au développement de crevasses profondes, douloureuses et rebelles. Parfois la cicatrisation de ces sortes de plaies laisse des traces désagréables et occasione des durillons, des cordons transversaux, dénués de poil.

---

plaies peu profondes et ne fait qu'excorier la peau. Il n'en est pas de même de la longe de corde, dans le tissu de laquelle il entre du crin ; ses lésions, plus ou moins profondes, sont toujours meurtries, envenimées, suivies d'un engorgement considérable, et elles guérissent très-difficilement.

§ 5. *Les eaux aux jambes.*

Ce titre exprime une affection cutanée, éry-
sipélateuse, qui s'établit d'abord à la face postérieure de la région digitée, se propage insensiblement, occupe toute la surface du paturon
et de la couronne, monte souvent au-dessus du
boulet et passe fréquemment à l'état chronique.
Les eaux aux jambes s'annoncent par le hérissement des poils et donnent lieu à un engorgement rougeâtre, à la superficie duquel s'établit
bientôt un suintement d'une humeur séreuse
et limpide dans le principe, mais qui ne tarde
pas à devenir âcre, fétide, grisâtre ou verdâ-
tre, sanieuse, même puriforme. La rougeur,
la chaleur, la douleur et le gonflement dénotent le début de l'affection, début qui s'accompagne souvent d'une démangeaison plus ou
moins forte. Au fur et à mesure que l'engorgement augmente et se propage, tant en haut
qu'inférieurement, dans l'intérieur même du
sabot, la peau acquiert de l'épaisseur, se couvre de bourgeons, de verrues, de poireaux,
et se crevasse en différens points ; le suintement
devient toujours plus considérable et plus fétide ; les poils semblent s'alonger et tombent
en plusieurs endroits ; la corne s'assouplit, se

gonfle, se détache des parties sous - jacentes
et offre diverses altérations, telles que seimes,
fourmilières, etc. Il arrive une époque où l'en--
gorgement est énorme, parsemé de fistules profondes, d'excroissances tubéreuses ; la peau a
une apparence lardacée, est blanchâtre, rugueuse, et ne porte plus que quelques longs
poils disséminés çà et là ; l'intérieur du sabot
laisse fuser une matière ichoreuse et la partie
exhale une odeur infecte. L'affection se complique de *fics*, de *crapaud*, de *poireaux*, de
grappes, de *javarts* ; l'animal ne peut bientôt
plus traîner le membre malade, et la désorganisation devient complète.

Dans le commencement des eaux aux jambes,
la douleur est quelquefois si vive, que le cheval ne peut s'appuyer sur le pied malade ; il
lève l'extrémité très-haut, la tient rétractée,
et le plus léger attouchement lui fait éprouver
des souffrances horribles. Le contraire a lieu
dans certains chevaux, qui marchent et continuent leur service sans que les eaux aux jambes
produisent en eux des dérangemens bien nota-
bles. Souvent l'animal ne boite qu'à froid, et il
se redresse en s'échauffant par l'exercice. Ar-
rivé à un certain degré, l'engorgement rend
la boiterie persistante, fait dépérir le malade,

dont la marche devient de plus en plus embarrassée, et qui se trouve hors de service long-
temps avant d'être usé. « La progression des
» symptômes, dit M. Huzard, n'est pas tou-
» jours la même; elle est plus ou moins rapide
» selon le tempérament, les dispositions du
» sujet, la nature des saisons et celle des acci-
» dens qui donnent lieu à la maladie. Mais
» elle n'est communément à son dernier période
» qu'au bout de trois, six ou neuf mois, et quel-
» quefois même une ou plusieurs années (1). »

Les eaux aux jambes peuvent ne paraître
d'abord qu'à une seule extrémité; mais elles
ne tardent pas à se déclarer au pied opposé, de
manière qu'elles surviennent presqu'en même
temps dans les deux membres, soit antérieurs,
soit postérieurs. Ceux-ci en sont plus fréquemment affectés, par cela même qu'ils se trouvent
plus exposés aux causes qui font naître ces sortes d'altérations, toujours plus opiniâtres, plus
difficiles à guérir chez eux que dans ceux de
devant. Parfois elles sont si rebelles, qu'elles
résistent aux traitemens les mieux combinés;
elles persistent malgré tout et elles finissent par

____

(1) *Essais sur les eaux aux jambes des chevaux*, par
M. Huzard, vétérinaire, à Paris. Brochure in-8°, 1784,
page 11.

former un exutoire naturel, dont la suppres-
sion ne serait pas sans danger.

Les causes de cette maladie sont externes ou
internes, accidentelles ou constitutionnelles :
on doit considérer comme causes externes,
1°. le séjour trop prolongé des pieds dans l'humidité, surtout dans le fumier, dans les boues
âcres et corrosives; 2°. la nature des eaux, dans
lesquelles on fait passer habituellement les chevaux, ou avec lesquelles on lave leurs jambes (1). Les causes internes, que l'on peut regarder comme constitutionnelles, dépendent
d'un état particulier des tissus, d'une tendance
innée ou acquise à cette affection, que la moindre circonstance fait éclore. Ainsi les chevaux

---

(1) L'eau séléniteuse des puits, que l'on emploie toute
froide pour laver les pieds, comme cela se pratique communément à Paris, produit souvent de tels effets. A Niort,
l'eau des rivières des Deux-Sèvres, d'où le département tire
son nom, quoique bonne pour abreuver les animaux, fait
naître durant l'hiver des eaux aux jambes, dans presque
tous les chevaux que l'on a l'imprudence d'y faire passer
plusieurs jours de suite. Aussi, pendant tout le cours de
l'hiver, les corps de cavalerie en garnison dans cette ville
sont-ils obligés, pour éviter ces accidens, de ne pas conduire les chevaux à la rivière, et de les faire boire au
quartier, dans des baquets disposés à cet effet.

hollandais, flamands, etc., sont très-sujets aux eaux aux jambes et en sont fréquemment attaqués. Les mêmes dispositions se font remarquer dans tous ceux qui, comme les précédens, ont les pieds évasés, des membres gros et chargés de poils, une peau épaisse, un tempérament lâche. Certaines eaux aux jambes sont périodiques; elles disparaissent pour ainsi dire d'elles-mêmes et se rétablissent à des époques plus ou moins régulières. Ces retours, susceptibles de rendre la maladie persistante, même incurable, tiennent à des causes accidentelles, que l'incurie ou l'imprévoyance laisse subsister. Les saisons humides et froides favorisent le développement de l'affection, qui devient conséquemment plus commune en hiver, surtout dans les grandes villes, où la boue des rues est très-irritante.

Quant au traitement, il varie suivant la nature et l'état des eaux aux jambes, selon l'âge et le tempérament de l'individu malade. Toutes les fois que l'affection, purement accidentelle et indépendante de la constitution du sujet, ne porte pas une date ancienne et qu'elle se montre pour la première fois, sa guérison est prompte et facile; elle peut même être spontanée et ne réclamer, dans tous les cas, que de légers soins,

qui consistent à calmer l'inflammation et à tenir la partie propre, à l'abri de l'humidité. Les
eaux aux jambes invétérées, toutes celles qui
sont compliquées de poireaux, de fics, etc.,
peuvent être généralement considérées comme
incurables : si, par cas fortuit, l'on vient à bout
de les faire disparaître, elles se rétablissent bientôt et pour toujours. Les bains et les cataplasmes émolliens, les lotions et onctions astringentes, les vésicatoires, le mélange du sublimé
avec la térébenthine, le feu, les dérivatifs tant
à l'intérieur qu'à l'extérieur, sont les moyens
communément employés pour combattre la
maladie. Ces divers remèdes, sagement combinés, procurent le plus souvent une guérison
radicale, et les eaux aux jambes disparaissent
sans récidive.

Tant que l'affection est récente et à l'état inflammatoire, l'on doit se borner à l'usage des
calmans sur la partie ; si le mal ne cède pas, ou
s'il augmente sensiblement, il convient d'administrer en même temps les diurétiques. Dès
que l'inflammation est apaisée, il faut recourir aux astringens, dont l'activité doit toujours
être proportionnée à l'opiniâtreté de la maladie.
L'extrait et la pommade de Saturne (acétate de
plomb), l'alun (sulfate acide d'alumine) dis-

sous dans du blanc d'œuf, sont les substances les plus propres à remplir l'indication dont il s'agit. Quelques praticiens mélangent l'acétate de plomb liquide ou extrait de Saturne avec l'huile de pied de bœuf, dans la proportion d'un tiers d'extrait sur deux d'huile. Ce mélange adoucit la peau, fait tarir l'écoulement, détermine la cicatrisation des crevasses, et produit une guérison complète, pourvu que l'on ait l'attention d'en favoriser les effets par les exutoires, les diurétiques et les purgatifs (1). Après que les eaux aux jambes ont été complétement dissipées, il reste assez souvent un engorgement chronique, désagréable à la vue et qui peut gêner la marche de l'animal. On le combattra par le feu, par les vésicatoires, ou mieux, par un mélange de sublimé corrosif en poudre (deuto-chlorure de mercure) avec la térébenthine (2), mélange qui irrite moins la peau que les mouches cantharides, et agit plus efficacement sur les engorgemens indolens. Toutes

---

(1) Pour rendre ce mélange plus actif, il suffit d'augmenter la dose de l'acétate de plomb liquide.

(2) La proportion ordinaire est d'un gros pour une once et demie de térébenthine fine. Le mélange se fait dans un vase avec une spatule de bois, et l'application doit avoir

les fois que les eaux aux jambes sont anciennes, il
faut commencer par établir un point de dérivation au moyen de sétons; après quoi, l'on
combine l'emploi des topiques astringens avec
l'administration, à l'intérieur, des substances
diurétiques, telles que le sel de nitre (nitrate de
potasse) avec la résine en poudre (1). Il est
même nécessaire, si l'affection est grave et
opiniâtre, d'administrer les poudres amères
avec les diurétiques, comme aussi de donner
de temps en temps des purgatifs, qui doivent,
dans tous les cas, compléter le traitement.
Les préparations antimoniales, martiales, sul-
fureuses, mercurielles et autres, sont également
conseillées pour combattre les eaux aux jambes; on peut les combiner ou les faire alter-
ner avec les poudres diurétiques et amères.

En résumé, le traitement des eaux aux jambes
doit varier, suivant la marche de la maladie,

---

lieu immédiatement. Si l'on veut rendre ce mélange plus
actif, il suffit d'augmenter la dose du sublimé ; mais il y
aura risque de produire la chute des poils.

(1) On peut donner, chaque jour, l'animal étant à jeun,
deux onces de chacune de ces substances, avec lesquelles on
compose des opiats. Les proportions doivent cependant varier, suivant la grandeur et la force du sujet

selon l'état où elle se trouve lorsque l'on entreprend sa guérison, selon le tempérament
et l'âge du sujet : dans tous les cas, il importe
de ne pas perdre de vue que les diurétiques et
les purgatifs doivent presque toujours seconder
l'action des topiques; que ces derniers, sans
leur secours, deviendraient le plus souvent
infructueux; que la cure radicale des vieilles
eaux aux jambes est très-difficile et qu'il
est quelquefois dangereux de les faire cesser.
Nous renvoyons, pour de plus amples détails,
à l'excellent ouvrage, déjà cité, dans lequel
M. Huzard père a considéré la maladie sous tous
ses rapports.

§ 4. *Les fics.*

Par cette expression, dérivée du latin *ficus*,
on doit comprendre les diverses excroissances
charnues, dont la forme approche de celle de la
figue. Ces bourgeons arrondis, plus ou moins
gros, élevés et multipliés, et dont quelques-
uns sont étroits à la base, se manifestent à la
surface du paturon et de la couronne, soit dans
une partie seulement, soit dans toute l'étendue
de ces régions : les fics sont quelquefois disposés en tas, et forment une masse charnue et
bourgeonnée, que l'on nomme communément

grappe; plusieurs de ces boutons portent une pellicule grisâtre (1); quelques-uns laissent suinter une humeur séreuse, âcre et fétide.

Les fics sont très-fréquens chez l'âne et le mulet; ils indiquent constamment une désorganisation plus ou moins avancée de la peau, et sont ordinairement une suite des eaux aux jambes, qu'ils accompagnent le plus souvent; dans ce dernier cas, ils constituent une affection très-rebelle et rarement guérissable. Ils demandent les mêmes soins, le même traitement que les eaux aux jambes, et ils exigent presque toujours, ou l'amputation, ou la cautérisation, ou la ligature.

§ 5. *Les poireaux ou porreaux.*

Absolument de la même nature que les fics, ils n'en diffèrent que par la forme, qui leur est propre. Dans le poireau, les excroissances ou bourgeons charnus portent à leur surface, ou seulement à leur sommet, soit des filamens, soit des lambeaux divers, soit de petits tubercules plus ou moins nombreux; et les filandres qu'on y remarque donnent à ces corps une

---

(1) Lafosse.

certaine ressemblance avec la bulbe ou la tige
d'un poireau (1).

De même que les fics, les poireaux surviennent au paturon et à la couronne, sont des
suites ou complications des eaux aux jambes
et requièrent les mêmes moyens curatifs.

§ 6. *Les crevasses ou mules-traversines.*

Ces divisions cutanées, plus ou moins nombreuses et profondes, sont le plus ordinairement
transversales ; elles se montrent à la peau du
pli du paturon, ainsi qu'à celle du boulet, et indiquent constamment un état ulcéreux.

Les crevasses précèdent parfois les eaux aux
jambes, les compliquent toujours, et elles exigent un traitement particulier, susceptible de
les ramener à l'état de plaies simples et d'en
produire la guérison radicale. Les cataplasmes
émolliens, les lotions et les bains doivent d'a-
bord être mis en usage et continués pendant

----

(1) Presque tous les auteurs confondent les fics avec les
poireaux ; quelques-uns appellent *fics* la maladie du pied
désignée par le nom de *crapaud*. J'ai cru devoir distinguer ces deux affections, suivant le sens même de l'expression que chacune d'elles porte , et j'ai suivi en cela
l'exemple de Ruini.

quelque temps, en ayant soin de tenir l'animal
en repos, surtout à l'abri de toute humidité.
Si ces moyens calmans ne suffisent pas, l'on
aura recours aux astringens, même aux vésicatoires; la cautérisation est quelquefois nécessaire pour déterminer la cicatrisation des ulcères rebelles. De même que dans les eaux aux
jambes, il importe de favoriser l'effet des topiques par l'administration, à l'intérieur, de
poudres diurétiques, amères et purgatives.

§ 7. *La crapaudine.*

La crapaudine consiste dans un engorgement
chronique, situé à la partie antérieure de la
couronne, accompagné du hérissement des
poils, et souvent du décollement du biseau
d'avec le bourrelet (cutidure). Il y a suintement
plus ou moins abondant d'une humeur âcre et
fétide, qui donne lieu à la formation d'une matière desséchée, croûteuse et accumulée à la
base des poils (1).

---

(1) D'après une distinction vulgaire, que nous croyons
devoir rapporter, la crapaudine constitue des *teignes*, lorsque les poils sont irrégulièrement hérissés, qu'ils portent
une gale, *sèche* ou *humide*; elle forme des *peignes*, toutes

L'affection dont il s'agit peut exister avec ou sans les eaux aux jambes, être compliquée de fics, de poireaux; elle est aussi susceptible d'occasioner des seimes, la fourmilière, le javart cartilagineux, et d'amener la détérioration complète du pied. Elle exige les mêmes soins et à peu près le même traitement que les eaux aux jambes, avec lesquelles elle a la plus grande analogie, et dont elle n'est même qu'une variété ou une dépendance.

§ 8. *Les molettes.*

Ce terme est employé dans le commerce des animaux pour désigner de petites tumeurs synoviales, qui se développent au pourtour du boulet et dépendent de la distension forcée de la capsule synoviale, soit de la gaîne phalangienne, soit de l'articulation du paturon avec le canon, et parfois des deux cavités en même temps. Ces tumeurs, dont les unes sont latérales et les autres antérieures, annoncent constamment la fatigue des articulations, la ruine

---

les fois que les poils se redressent comme les dents d'un peigne; et ceux-ci se divisent, de même que la gale, en *peignes secs* et en *peignes humides*.

du cheval, surtout si celui-ci a dépassé l'âge de six à sept ans. Les molettes latérales, dites *simples* quand elles ne se montrent que d'un côté, et *chevillées* lorsqu'elles existent en dedans comme en dehors, sont beaucoup plus fréquentes et acquièrent aussi plus de volume que les molettes antérieures, généralement rares.

La formation de ces vésicules accidentelles est constamment due à la synovie. Dans les extensions violentes, cette humeur se trouve pressée, subitement chassée et refoulée en masse contre les parois de la cavité qui la contient. Ce refoulement, renouvelé, finit par produire l'écartement, la dilatation des parties de la capsule, qui n'ont point de soutien et sont dépourvues d'appuis susceptibles de leur donner la force nécessaire de résistance. Aussi, les molettes ne s'établissent-elles que dans les endroits où la capsule synoviale ne se trouve pas bridée ; dans les points seulement où elle a la liberté de s'étendre et de former des espèces de varices. L'accroissement de ces tumeurs est, en général, plus lent dans les chevaux âgés que dans les poulains, chez lesquels elles ne sont graves qu'autant que ces jeunes animaux ne sont pas ménagés.

Les molettes latérales se montrent d'abord au-dessus du boulet, entre les cordes tendineuses et l'os du canon, et elles dépendent de la capsule articulaire, qui peut acquérir en cet endroit une dilatation considérable. En prenant de la grosseur et de l'étendue, elles se compliquent de l'expansion de la synoviale tendineuse; et quand elles se font remarquer au bas du boulet, elles sont dues à cette dernière capsule, qui fait boursouflement entre les deux brides latérales de la gaîne phalangienne. Les molettes antérieures, toujours formées par la capsule articulaire, se manifestent ou dans le milieu de la face antérieure du boulet, entre les deux tendons extenseurs, ou bien sur les côtés de ces mêmes tendons, en avant des ligamens latéraux.

Le traitement de ces tumeurs doit varier suivant le degré de l'altération et selon l'âge du sujet. Les molettes des vieux chevaux doivent être attaquées par le feu, par les vésicatoires, et l'on peut en effectuer la ponction, que l'on ne doit cependant pratiquer qu'à la dernière extrémité, attendu que l'ouverture devient presque toujours fistuleuse. La cautérisation sera secondée ou par des emplâtres vésicans ou par le mélange de sublimé corrosif et de

térébenthine, précédemment indiqué pour ré-
soudre les engorgemens indolens, qui subsis-
tent après les eaux aux jambes.

Les astringens et le repos suffisent le plus
souvent pour dissiper les molettes des poulains.
Une dissolution d'alun dans des blancs d'œufs,
avec les coquilles écrasées, le tout fortement
battu ensemble, est le topique le plus efficace,
celui que l'on doit employer de préférence. Si
deux ou trois applications de ce médicament ne
font pas disparaître les tumeurs, il faut recourir
au mélange de sublimé corrosif avec la térébenthine (1).

§ 9. *L'effort de boulet.*

L'effort de boulet, que l'on nomme aussi
mémarchure, entorse, réside dans l'articulation
du paturon avec le canon, dont les ligamens
latéraux ont éprouvé des tiraillemens subits,
des distensions plus ou moins fortes, souvent
accompagnés de la rupture de quelques fibres.

---

(1) En laissant séjourner quelque temps les pieds dans
l'urine de l'homme, l'on parvient à faire disparaître les
molettes ; mais elles se rétablissent bientôt.

Dans cette dernière circonstance, la douleur est aiguë, le cheval boite considérablement, ne s'appuie même que faiblement sur le membre, et reste très-long-temps malade. L'entorse est quelquefois si violente, qu'une partie des ligamens tendineux, latéraux et capsulaires se trouve déchirée en même temps. Il y a alors une sorte de luxation, ou mieux apparence d'une luxation : le boulet semble renversé en avant, et l'animal ne peut plus se servir du membre. L'accident, porté à ce degré, doit être considéré comme incurable, et le sujet hors de tout service quelconque.

Les causes les plus ordinaires des mémarchures sont les faux pas, les faux appuis, les glissades, les chutes que fait le cheval, les efforts violens qu'il déploie pour détourner de court subitement et sans changer son allure, pour se débarrasser des liens qui le retiennent, pour retirer son pied enfoncé dans une cavité quelconque ou engagé entre des pierres. Les efforts de boulet sont fréquens dans les corps de cavalerie, sur-tout à la suite des grandes manœuvres ; les chevaux de chasse et de carrosse y sont aussi très-exposés.

Les entorses sont des accidens communément graves, d'autant plus fâcheux, qu'ils ont leur

siége dans des tissus blancs, dont l'inflammation est toujours lente, et qui, une fois qu'ils
ont été détendus, reprennent difficilement leur
force, leur tonicité primitives. Ces sortes de lésions impriment des douleurs sourdes, occasionent des boiteries, qui se manifestent immédiatement ou seulement au bout de douze, vingt-
quatre à quarante-huit heures, deviennent continues ou intermittentes, et persistent plus ou
moins de temps. Le plus souvent, la partie malade est chaude et engorgée; parfois il n'y a ni
chaleur, ni douleur, ni engorgement, et la mémarchure ne se fait remarquer que par la claudication. Cette dernière circonstance, signalée
par Lafosse, n'est même pas rare, et il est
constant que des efforts de boulet, dont l'existence ne saurait être révoquée en doute, font
boiter le cheval, sans nulle autre apparence que
l'irrégularité de la marche.

Les mémarchures légères guérissent, pour
ainsi dire, d'elles-mêmes, ou n'exigent que le
repos; celles qui sont graves durent très-long-
temps, et occasionent parfois des boiteries
que l'on ne peut parvenir à faire disparaître.
L'immersion de la partie malade dans l'eau la
plus froide possible peut être avantageuse,

pendant les vingt - quatre premières heures de l'accident; mais elle serait nuisible, si elle était continuée plus long - temps. Au bout de vingt-quatre à trente heures, l'inflammation est déjà établie, plus ou moins avancée, et un astringent, tel que l'eau froide, irriterait alors et augmenterait le mal. La seule indication à remplir à cette époque est de calmer la douleur, d'apaiser l'inflammation, ce que l'on obtiendra par l'emploi des bains chauds, des cataplasmes émolliens, des onctions d'onguent populéum, et par le repos sur une bonne litière, sur-tout si l'animal éprouve de grandes souffrances. Il importe de continuer ces divers moyens calmans, jusqu'à ce que l'inflammation soit dissipée. Dans ces circonstances, l'on peut employer les saignées locales en pince, qui dégorgent les vaisseaux et peuvent produire d'heureux changemens. Lorsqu'il ne reste plus que la boiterie, sans douleur apparente, il faut avoir recours aux frictions spiritueuses, au feu, aux vésicatoires, ainsi qu'au mélange de sublimé corrosif avec la térébenthine, moyens que l'on renouvellera et combinera suivant l'opiniâtreté de la maladie et sa résistance à la guérison.

§ 10. *La forme.*

La forme a son siége sur les parties latérales de la couronne, près de son articulation avec le pied ; elle survient indistinctement au côté interne ou au côté externe, et se montre quelquefois aux deux en même temps. Cette tumeur, toujours accidentelle, molle dans son principe, prend insensiblement de la dureté, et finit par passer à l'état osseux ; parvenue à ce dernier degré, elle gêne les mouvemens, détermine la boiterie, donne naissance à diverses autres altérations, telles que l'ossification du fibro-cartilage latéral du pied ; et comme elle fait toujours de nouveaux progrès, elle amène promptement la ruine des extrémités. En prenant du volume et de l'étendue, elle gagne la face antérieure de la couronne, tiraille les tendons des muscles extenseurs, et entretient des douleurs vives, qui préjudicient d'autant à la marche du cheval. Des coups portés sur la couronne, certaines distensions forcées des ligamens articulaires, sont les accidens auxquels on attribue communément le développement de la forme ; mais ces causes ne sont le plus souvent que présumées.

Jusqu'à présent, nous ne connaissons nul

moyen de guérir la forme passée à l'état osseux ; la cautérisation , communément employée, ne fait que ralentir ses progrès (1). Quand la tumeur est encore molle, l'on peut en espérer la guérison , sur-tout si l'on fait un usage bien raisonné et sagement combiné des frictions spiritueuses ou mercurielles, du feu, des vésicatoires, du mélange de sublimé avec la térébenthine.

§ 11. *Les fractures du premier et second phalangien.*

Nous n'entrerons dans aucun détail particulier sur ces sortes d'accidens, communs à tous les os ; nous dirons seulement qu'il n'est pas toujours possible d'en obtenir une guérison parfaite et que leur traitement peut souvent occasioner des dépenses bien supérieures à la valeur de l'animal. Lorsque la fracture est simple, l'on peut en espérer la guérison, et si le cheval présente une certaine valeur, on doit

----

(1) Un morceau de sublimé corrosif, appliqué et maintenu sur l'exostose mise à nu, pourrait bien en déterminer la fonte ; mais il serait impossible de borner l'action de cette substance, dont les ravages seraient plus dangereux que la maladie elle-même.

la tenter avec espoir de succès, à moins que l'animal trop vif, trop impatient, ou méchant, ne permette pas l'emploi des bandages convenables pour ces sortes de cas. Toutes les fois que l'accident se trouve compliqué et que l'os est brisé en plusieurs parties, ce que l'on reconnaît à la crépitation, la cure ne peut être qu'incertaine, longue, dispendieuse et incomplète; le traitement ne ferait alors qu'augmenter les pertes, et il vaut mieux faire abattre le sujet. Les belles jumens susceptibles d'être employées avantageusement à la reproduction méritent cependant quelques sacrifices, et elles ne devraient être abandonnées qu'autant que la solution de continuité ne laisserait aucune espérance de guérison, même incomplète.

Mettre les abouts de la fracture en contact immédiat, les maintenir ainsi rapprochés et empêcher tout mouvement les uns sur ou contre les autres, telles sont les indications à remplir pour parvenir à guérir celles de ces fractures dont on entreprend le traitement. Ainsi, après avoir réduit la fracture et avoir mis toutes les parties dans leur position naturelle, l'on a recours à un appareil propre à les tenir fixes : l'on place d'abord des plumasseaux de charpie, bien gradués et imbibés d'une liqueur fortifiante ou

stimulante (1) ; toutes les cavités étant rem-
plies, et l'étoupade assez épaisse pour prévenir
les compressions partielles, on applique les at-
telles, disposées à cet effet, et que l'on couvre
avec d'autres plumasseaux imprégnés de blanc
d'œuf. On peut se dispenser de faire usage d'at-
telles : alors la couche formée par la filasse
chargée de blanc d'œuf aura une certaine épaisseur. L'albumen de l'œuf agglutine les fibres
de l'étoupe, qui acquièrent, en se desséchant,
une consistance considérable, et forment une
enveloppe compacte et très-solide (2). Cette
sorte d'étui, de boîte moulée sur la partie,
s'obtient aussi par le moyen du plâtre, convenablement préparé et employé. Quelques praticiens consolident l'appareil avec une couche
de poix, par-dessus laquelle l'on met une étoupade ; mais cette substance résineuse ne remplit pas aussi bien le but que le blanc d'œuf
frais et le plâtre. Nous nous bornons à ces con-

____

(1) On emploie dans ces circonstances soit du vin tiède,
soit de l'eau-de-vie affaiblie par de l'eau, et les étoupes
mouillées se placent beaucoup mieux que lorsqu'elles sont
sèches.

(2) Pour donner à cette couche extérieure une dureté
très-remarquable, l'on n'a qu'à délayer un peu de chaux
vive avec le blanc d'œuf et employer le mélange.

sidérations; nous négligeons conséquemment tout ce qui concerne les précautions à prendre pour que l'appareil ne se dérange pas, ou pour suspendre le malade, si le cas l'exige; nous ne parlerons pas non plus de l'époque où l'on pourra enlever le bandage, ainsi que des soins que pourra exiger la partie après la soudure des pièces osseuses : ces détails sont les mêmes que pour toutes les autres fractures, et il serait superflu de les reproduire ici.

ARTICLE II.

MALADIES PARTICULIÈRES AU PIED, DONT QUELQUES-UNES S'ÉTENDENT A LA COURONNE ET AU PATURON.

§ 1er. *Les javarts.*

Les javarts sont des affections très-fréquentes, surtout dans les grandes villes comme Paris; ils se font remarquer soit au pied, soit à la couronne, soit au pli du paturon, et présentent différens caractères, différentes marches, suivant leur siége et selon la nature des tissus attaqués : on les distingue communément en *cutané, tendineux, encorné* et *cartilagineux.*

1°. Le *javart cutané,* que l'on nomme aussi *javart simple,* a été comparé au furoncle de

l'homme, avec lequel il a la plus grande analogie. Il réside, comme lui, dans le corps même
de la peau, est en général plus commun dans
les pieds de derrière, consiste dans la formation
d'une tumeur circonscrite, conique, plus ou
moins douloureuse; celle-ci s'élève en pointe,
prend diverses couleurs, s'abcède, donne lieu
à la formation d'une masse filamenteuse, te-
nace, nommée *bourbillon*, dont la chute est
plus ou moins lente et difficile. Ces tumeurs
furonculeuses se développent dans le pli ou sur
les côtés du paturon, et reconnaissent pour
causes les boues âcres, les fumiers, les urines
dans lesquels marchent ou séjournent trop
long-temps les chevaux. Des piqûres, la malpropreté peuvent aussi faire naître le javart cutané, en général plus fréquent dans les pieds
de derrière que dans ceux de devant, qui sont
moins exposés à l'humidité. Parfois il ne paraît
qu'un seul furoncle, d'autres fois il s'en montre
plusieurs en même temps, et les premières tumeurs font le plus souvent place à d'autres.
L'expérience prouve que ce renouvellement de
furoncles ne discontinue que lorsque la partie
est mise et tenue à l'abri des corps irritans, ou
qu'il s'est formé une plaie ulcéreuse et fistuleuse.

L'état inflammatoire produit la tension, la douleur de la partie; la tumeur furonculeuse offre une base dure, plus ou moins profonde; elle s'élève insensiblement, devient violacée, noirâtre, et finit par abcéder d'elle-même. Le pus qui en découle est d'abord peu abondant, sanguinolent, et le bourbillon ne se détache que peu à peu. Sa chute laisse apercevoir une plaie profonde, qui, étant irritée, devient fistuleuse, occasione l'engorgement de la partie et fait naître les autres variétés de javarts; mais cette plaie, soignée convenablement, n'a point de suite fâcheuse et se cicatrise en peu de temps.

2°. Le *javart tendineux*, ainsi nommé parce qu'il réside autour des tendons fléchisseurs, en dedans ou en dehors de leur gaîne, est une véritable tumeur phlegmoneuse, plus grave, plus douloureuse que le furoncle cutané, et qui est située comme lui dans le pli du paturon. L'engorgement auquel donne lieu le javart tendineux se propage avec plus ou moins de rapidité, embrasse toute la couronne, le paturon, le boulet et souvent une partie du canon. Ce javart est superficiel ou profond; dans le premier cas, il n'attaque que le tissu cellulaire sous-cutané, qui unit la peau avec les tendons; il est dit profond toutes les fois que l'inflammation s'empare de la gaîne phalangienne, et que le pus auquel elle donne lieu fuse et s'accumule dans la cavité de cette gaîne. Dans cette dernière circonstance, la tumeur prend de la gravité ; l'animal ressent des souffrances horribles, il tient le pied constamment en l'air, et le plus léger attouchement lui fait éprouver des douleurs extrêmement vives.

Le javart dont il s'agit reconnaît les mêmes causes que le cutané, duquel il n'est souvent qu'une suite ou dégénérescence. Il se fait distinguer par les fortes douleurs qui l'accompagnent, par la résistance des tissus ou gonflement inflammatoire, par l'état stationnaire de l'engorgement phlegmoneux, par la fièvre de réaction, qui devient parfois générale et détermine l'anorexie et le trouble dans l'exercice des fonctions.

Cette maladie est plus commune dans les chevaux de trait, surtout dans ceux qui marchent continuellement dans la boue, ou qui habitent des écuries humides, où ils ont les pieds toujours dans le fumier. Elle débute assez souvent par de petits boutons qui s'abcèdent et sont remplacés par d'autres ; la peau du pli du paturon s'engorge, devient rouge, et la douleur ne tarde pas à faire boiter l'animal. Parfois il s'établit des fistules profondes, desquelles sort une humeur plus ou moins épaisse, fétide, puriforme, sanguinolente; d'autres fois, la partie affectée semble comme desséchée : il y a douleur, chaleur et tension extrêmes, cet état grave se soutient jusqu'à ce que la tumeur soit abcédée et que le pus ait une issue au dehors. Dans certains cas, la résolution s'opère sans suppuration : alors la diminution des symptômes inflammatoires a lieu très-lentement et ne se fait remarquer qu'au bout de plusieurs jours de cette direction favorable. Lorsque le cheval ne peut prendre aucun appui avec le membre malade, et qu'il tient le pied constamment rétracté, il y a lieu de craindre la gangrène, ainsi que la fourbure des autres pieds. En général, la tension et la douleur persistantes annoncent la formation de bourbillons intérieurs, la collection du pus dans la gaine phalangienne et divers ravages consécutifs, tels que la carie des os et des fibro-cartilages, l'ulcération de quelques ligamens tendineux ou articulaires, etc.

3°. Le *javart simple encorné*, ainsi nommé parce qu'il a son siége sous la corne, survient le plus ordinairement à l'un des quartiers, s'annonce d'abord par un gonflement inflammatoire et se manifeste par la matière, qui fuse, s'échappe de dessous le biseau désuni d'avec le bourrelet. Cette matière, qui sort de l'intérieur du sabot, ne se présente pas toujours avec les mêmes caractères ; parfois elle est homogène, blanche, onctueuse, et constitue un véritable pus, ayant l'odeur du fromage pourri ; d'autres fois elle est sanguinolente ou grisâtre et mélangée de pus. Dans tous les cas, la maladie détermine une fièvre de réaction d'autant plus forte que la résistance est plus considérable. Le sabot est chaud, l'animal éprouve beaucoup de douleur, boite plus ou moins fortement, et souvent il ne peut pas s'appuyer sur le pied malade ; comme l'ongle produit une pression constante, ces symptômes se soutiennent pendant l'écoulement de la matière et ne diminuent qu'autant que les tissus intérieurs commencent à n'être plus aussi irrités, lorsqu'ils cèdent eux-mêmes ou qu'on les débarrasse du corps comprimant.

Cette affection sous-ongulée peut être la suite de lésions, établies d'abord à la couronne ou au paturon ; elle résulte souvent de chocs extérieurs sur le sabot ; la ferrure peut également la faire naître. Toutes les fois que le javart encorné n'est que la complication ou l'effet d'une maladie primitive, il est facile d'en établir le dia-

gnostic, ainsi que les bases du traitement curatif. S'il dépend d'atteintes ou d'autres heurts
violens, il débute par la chaleur de l'ongle et
par la douleur intérieure, bornées d'abord à la
partie du sabot où l'irritation a été imprimée.
Ces premiers symptômes augmentent d'intensité, prennent de l'étendue et rendent la boiterie toujours plus forte ; il survient au-dessus du
biseau un gonflement très-chaud, le poil se hé-
risse, et le suintement de la matière indique
le décollement de la corne. La maladie est peu
grave et sa marche rapide, si l'abcès se trouve
peu enflammé et n'occupe pour ainsi dire que
le dessous du biseau. Il n'en est pas de même
lorsque le javart a son siége dans l'intérieur du
sabot. Alors la matière éprouve beaucoup de
difficultés à se faire jour au dehors ; elle fuse
intérieurement et produit divers ravages avant
de sortir du côté du bourrelet : parfois elle gagne la face plantaire du pied et désunit la sole
de corne d'avec le tissu villeux ; d'autres fois
elle se partage en quartier et détermine l'ulcération du fibro-cartilage latéral. Ces différens
désordres aggravent les douleurs et la boiterie ;
la fièvre locale devient générale et très-forte ;
il y a diminution ou perte totale d'appétit ;
l'animal bat des flancs, maigrit à vue d'œil, et

la gangrène termine quelquefois cette série de désordre.

4°. *Le javart encorné cartilagineux*, caractérisé par la carie du fibro-cartilage latéral, quelquefois, mais rarement, par celle du ligament articulaire latéral antérieur, occasione à peu près les mêmes dérangemens que l'encorné simple, situé profondément. Il détermine, entretient au-dessus du quartier malade une tuméfaction douloureuse, donne lieu à la formation d'une ou de plusieurs fistules, par lesquelles s'échappe une humeur dont la nature varie suivant les désordres intérieurs.

La carie du fibro-cartilage latéral, en général plus commune au quartier interne, n'est, le plus souvent, qu'une suite ou un résultat, soit d'atteintes, soit de javarts primitifs; elle peut aussi être déterminée par des entorses, des contusions sur le sabot, par des piqûres, des enclouures, des bleimes, des ulcères et par les eaux aux jambes.

La claudication, qui se manifeste dès le principe, augmente en raison de la douleur; parfois les souffrances sont telles, que le cheval est contraint de tenir le membre malade dans une rétraction permanente, et de ne se porter que sur trois jambes; cette attitude forcée peut,

en se prolongeant, rendre fourbus les pieds
sains, et donner lieu à divers accidens fâcheux. Les fistules qui s'ouvrent au dehors et
proviennent des points cariés laissent suinter
une humeur fétide, puriforme, souvent grisâtre, sanieuse, ichoreuse, et donnent issue à
des parcelles verdâtres, véritables débris du
fibro-cartilage affecté. L'apparition de ces frag
mens est un signe certain de l'ancienneté et des
progrès avancés de la maladie.

La marche du javart cartilagineux est toujours plus ou moins lente, suivant le tempérament des sujets et selon l'influence des
causes occasionelles. Les chevaux d'une constitution lâche, qui ont de gros et longs poils,
travaillent long-temps avec ces sortes d'ulcères,
sur-tout si ces animaux ne font que de légers
services, et s'ils ont les pieds à l'abri de tout
corps irritant. Dans les chevaux fins et chez
lesquels la sensibilité est souvent très-exaltée,
les progrès de l'affection sont rapides, et les
souffrances deviennent aiguës. Le gonflement
inflammatoire s'établit promptement à la couronne, et il grossit en peu de jours; la matière ne tarde pas à *souffler aux poils* (1); les

____

(1) *Souffler aux poils* est une expression très-usitée
en maréchalerie et dans la chirurgie vétérinaire; on l'em-

fistules paraissent et le décollement du biseau se forme. Dans ces circonstances, les secours doivent être prompts et sagement combinés; sans quoi, la gangrène se déclare et le pied finit par se déchausser (1).

Le javart cartilagineux, aussi aisé à reconnaître, a dit un ancien hippiatre, que difficile à guérir, produit, lorsqu'il est négligé ou mal traité, la désorganisation complète du pied, et entraîne inévitablement la perte de l'animal. Toutes les fois qu'il est accompagné de vieilles eaux aux jambes, on peut le considérer comme incurable; sa guérison est très-incertaine lorsqu'il y a lésion de la capsule synoviale ou du ligament articulaire, latéral, antérieur, lorsque la peau est désorganisée et que le sabot est désuni dans une grande étendue : elle est aussi très-difficile dans les chevaux fins et irritables.

Traitement des javarts. Il varie suivant le siége de l'altération , selon les causes occasio-

---

ploie pour désigner la sortie de la matière fluide, qui s'élève de l'intérieur du sabot, fuse et s'échappe par le biseau désuni d'avec les parties sous-jacentes.

(1) On dit que le pied se *déchausse* lorsqu'il y a chute du sabot.

nelles, selon les désordres intérieurs et selon la constitution et l'âge du sujet. Le *javart cutané* ne réclame en général que des soins de propreté, qui consistent principalement à ne pas laisser séjourner la partie malade dans le fumier et à la préserver des boues âcres, ainsi que de tous autres corps irritans. Si l'inflammation présente une certaine intensité, elle sera combattue par les bains, par les cataplasmes émolliens, et par des onctions d'onguent populéum, dont on continuera l'usage, tant que les tissus engorgés présenteront de la tension, tant que la douleur deviendra sourde, aussi long-temps enfin que l'on aura à craindre la dégénérescence en javart tendineux. Dans cette dernière circonstance, il serait prudent de ne pas faire travailler le cheval et de le tenir à l'écurie, les pieds secs, sur une bonne litière. En persistant dans l'emploi des émolliens, on vient toujours à bout d'obtenir la formation du petit abcès, ainsi que son ouverture au dehors ; on a recours aux moyens ordinaires pour favoriser la suppuration et amener la résolution. Parfois il survient des pousses de chairs, sortes de cerises, dont on doit faire l'amputation afin de rendre la plaie unie ; il convient alors d'employer dans les pan-

semens quelques liqueurs spiritueuses ou l'onguent basilicum.

Javart tendineux. Ici, le traitement est plus
compliqué, et il doit être varié suivant les cas
particuliers qui se présentent. Comme cette
variété de javart débute toujours par le gonflement et la douleur, les premiers moyens à employer sont les bains et les cataplasmes émolliens, dont on continuera l'usage, jusqu'à ce
que les tissus soient détendus et que la résolution soit déjà fort avancée. Lorsque l'inflammation est extrême et que la fièvre locale est
devenue générale, les topiques calmans sont
insuffisans; il est nécessaire de seconder leur
action par la diète, par les saignées, et les antiphlogistiques. Malgré tout ce que l'on peut
faire, la tumeur est quelquefois très-opiniâtre;
elle persiste long-temps sans prendre une direction bien déterminée, et sans qu'il y ait diminution sensible de tension et de douleur.
Quel que soit l'état stationnaire de la maladie,
il importe de persévérer dans le traitement
calmant, seul capable d'exciter et d'entretenir
une marche avantageuse.

Le plus souvent le javart tendineux s'abcède;
mais il est des cas où la résolution s'en opère
sans suppuration. Il est toujours très-difficile

de reconnaître l'existence des abcès, lors même qu'ils résident dans le tissu cellulaire sous-cutané, et cette difficulté est bien plus grande toutes les fois que le foyer purulent est situé profondément. Le précepte général est de prévenir, autant que possible, l'accumulation du pus dans l'intérieur de la partie; l'on remplira cette indication en pratiquant de bonne heure, même avant la formation de l'abcès, une ouverture à la faveur de laquelle la matière purulente pourra s'échapper au dehors, au fur et à mesure qu'elle sera sécrétée. Cette ouverture, qui sera exécutée avec l'instrument tranchant, consistera dans une incision longitudinale de dix-huit à vingt-quatre lignes ; elle comprendra toute l'épaisseur de la peau jusqu'auprès des tendons, et sera faite dans le milieu du pli du paturon, le plus près possible du pied. Cette opération, exempte de dangers, est facile à exécuter ; elle donne écoulement à une certaine quantité de sang, et dégorge d'autant la partie malade. Selon quelques auteurs, l'on ne saurait opérer trop tôt le javart tendineux : la division des parties par l'instrument tranchant, produisant constamment la détente des tissus enflammés, devient avantageuse lors même que la tumeur n'a point de disposition à s'abcéder. Je ne discuterai pas jusqu'à quel point cette opinion, assez accréditée, peut être fondée ; je dirai seulement qu'en plusieurs circonstances, l'incision, trop précipitée, m'a paru plus nuisible qu'utile. Je reste convaincu qu'il est plus prudent de n'opérer que lorsque l'intensité de la tumeur n'augmente pas, qu'elle est stationnaire, et que l'on a continué pendant quelque temps l'usage des bains, des cataplasmes émolliens et des onctions de corps gras. La suppuration une fois établie, les pansemens seront renouvelés selon l'abondance ou la rareté du pus, et les étoupes continueront à être employées sèches, si la plaie est de bonne nature ; dans le cas contraire, elles seront chargées de substances propres à réveiller l'action languissante des parties.

L'abord de la matière purulente dans la gaîne tendineuse, qui s'annonce par des douleurs excessives et par une sensibilité extrême, requiert l'ouverture de cette gaîne, que l'on effectuera en faisant l'incision précédemment indiquée. La gaîne étant ouverte d'abord à sa partie inférieure, entre les deux branches du tendon perforé, l'on y introduira une grande sonde cannelée, qui servira à diriger le bistouri, avec lequel on fendra de bas en haut. Malgré cette

ouverture, le pus pourra encore s'accumuler
dans la poche que forme cette gaîne, derrière
le tendon perforant (1), et il est extrêmement
difficile d'empêcher son séjour dans cette cavité profonde, qui s'enfonce jusqu'auprès du
petit sésamoïde. Toute contre-ouverture est
impraticable pour faire écouler au dehors le
pus contenu en cet endroit ; ceux qui ont conseillé ce moyen comme possible et avantageux
ont donné la preuve la plus complète de leur
ignorance, relativement à la disposition et à
l'état des parties ; les injections peuvent seules
remplir, jusqu'à un certain point, l'indication
dont il s'agit ; elles devront être faites avec
toutes les conditions requises, afin d'irriter le
moins possible et ne pas augmenter les accidens. Ces injections détersives compliqueront
d'autant les pansemens, auxquels il sera procédé comme il a été dit précédemment, et qui
seront renouvelés suivant les besoins.

Les fistules blafardes réclament, en général,
l'emploi du cautère actuel, en pointe, chauffé
presque à blanc et poussé jusqu'au fond de la
cavité. La cautérisation par le feu devient quelquefois nécessaire vers la fin de la maladie,

______

(1) *Voyez* page 27.

pour produire la fonte de l'engorgement; et l'on seconde les effets de ce topique par les vésicatoires ou le mélange du sublimé corrosif avec la térébenthine, suivant les circonstances et selon l'opiniâtreté de la tuméfaction.

Javart encorné simple. Cette troisième variété de javart, dont les ravages sont toujours croissans et très-dangereux, requiert, pour premier moyen curatif, une opération chirurgicale, qui consiste à faire cesser la compression, à borner l'étendue du mal et à faciliter la sortie au dehors de la matière purulente. Cette opération, que l'on ne saurait jamais faire trop tôt, est simple ou compliquée, suivant le siége et l'étendue du mal. Lorsque le javart ne consiste que dans la formation d'un petit furoncle situé sous le biseau, l'emploi des émolliens et des corps gras suffit le plus souvent pour déterminer un peu de suppuration et amener une guérison complète. Toutes les fois que le foyer est profond et que la matière a fusé sous l'ongle, il faut se hâter d'enlever la portion du sabot, qui couvre la lésion et entretient une compression dangereuse. Le retranchement dont il s'agit devra, toutefois, avoir un peu plus d'étendue que le foyer purulent, afin que tous les tissus altérés se trouvent à décou-

vert, et que le travail de la suppuration puisse
se faire en toute liberté. Ce retranchement,
toujours subordonné aux ravages intérieurs, se
pratiquera, ou en long et suivant la direction
des fibres de la muraille, comme dans le cas de
seime, ou bien en travers, et il ne comprendra
alors qu'une partie de cette même muraille, du
côté de son union avec la peau. Ce dernier procédé cause, à la vérité, moins de délabrement;
mais il entraîne plusieurs inconvéniens assez
graves, et il nécessite souvent une seconde opération. Dans le cas même où l'on parvient à
empêcher la pousse de bourgeons charnus, et à
obtenir une bonne régénération de corne, le
sabot ne récupère son intégrité parfaite que
par l'effet de l'avalure, dont la marche est toujours très-lente. Dans quelques circonstances,
l'opération du javart encorné se complique de
l'enlèvement d'une portion ou de la totalité de
la sole, qui se trouve soulevée et détachée du
tissu villeux.

Le pied sur lequel l'on se propose d'extirper
une partie du sabot doit être préparé d'avance
et disposé de la manière la plus avantageuse,
pour faciliter l'opération. On commence par
assouplir la corne au moyen des bains et des
cataplasmes émolliens; l'on manœuvre ensuite

avec le boutoir, et l'on pare jusqu'à la rosée, afin de reconnaître si la matière ne s'est pas propagée sous la sole. Pour maintenir l'appareil et en faciliter l'application, l'on confectionnera un fer léger et qui sera, suivant les cas, ou tronqué d'une branche, ou échancré dans un point, ou dégagé comme pour la dessolure (*Pl.* III, *fig.* 17 et 21); l'on aura soin de tenir la branche qui reste entière, assez longue et assez relevée pour le passage et le soutien de la ligature : par la même raison, l'on aura l'attention de ne point abattre l'angle externe de la branche tronquée, et l'on ne perdra pas de vue que le fer doit bien garnir par-tout (1). Si l'opération doit être grave et douloureuse, le malade sera tenu à la diète pendant un ou deux jours.

Tous ces préparatifs terminés, l'on dispose les instrumens, ainsi que les objets de pansement, et l'on procède après au renversement du cheval sur un bon lit de paille. L'animal étant abattu et convenablement fixé, l'opéra-

____

(1) Pour contenir plus sûrement l'appareil, on peut employer un crochet postiche, confectionné avec un morceau de tôle, et engagé, par l'une de ses extrémités, entre le fer et la muraille.

teur s'arme d'une rénette, avec laquelle il pratique les tranchées nécessaires pour isoler et
détacher la portion de corne dont l'enlèvement
a été jugé nécessaire. En ce qui concerne l'exécution de cette première manœuvre, nous nous
bornerons à rappeler que les coups de rénette
portés de court sont toujours les plus sûrs, les
plus expéditifs, et qu'il importe d'arriver au
vif d'abord par le biseau, et progressivement
de ce point jusqu'au bord inférieur de la muraille. L'extirpation de la corne, que l'on effectue à l'aide d'un élévatoire et d'une paire de
tricoises, réclame les précautions prescrites,
pour ces cas, à l'article des *Considérations générales sur les maladies du pied*. Le mal étant
mis à découvert, l'on coupe toutes les chairs
baveuses, filandreuses et de mauvaise nature;
l'on couvre la plaie d'un plumasseau, l'on
rattache le fer en brochant, autant que possible, les clous dans les vieux trous, et l'on
procède à l'application de l'appareil. On peut
employer les étoupes sèches, mais il est cependant préférable de les tremper dans du
vin tiède, ou dans toute autre liqueur plus appropriée à l'état de la plaie; elles se placent
beaucoup mieux quand elles sont mouillées que
lorsqu'elles sont sèches. L'étoupade se fixe au

moyen d'une longue ligature ou autre bande
de toile, avec laquelle on fait plusieurs tours,
qui doivent être disposés et serrés de manière
à établir une pression uniforme, sans laquelle
l'opération pourrait devenir infructueuse. On
enveloppe tout cet appareil avec un morceau de
toile, que l'on contient par une autre ligature,
et l'on fait relever le cheval, auquel on pro-
digue les soins convenables. A moins de circonstances accidentelles, ce premier appareil
ne doit être levé que lorsque la suppuration est
en pleine activité. Pendant les chaleurs de l'été,
l'intervalle du premier au second pansement
n'est, en général, que de trois à cinq jours;
tandis qu'en hiver il peut se prolonger jusqu'au
sixième ou huitième jour, et quelquefois davantage. Pour les pansemens ultérieurs, ils
ne doivent être renouvelés que lorsque le pus,
accumulé sous l'étoupade, ou d'autres circonstances particulières en prescrivent la nécessité.
Le vétérinaire ne doit pas perdre de vue que,
si les pansemens ont le précieux avantage de
déterger la plaie, ils ont aussi le grave inconvénient de l'irriter; ils peuvent déranger le travail salutaire de la nature et lui faire prendre
une direction fâcheuse, sur-tout si ce travail
ne fait que commencer à s'établir.

Les cerises, les pousses particelles d'une nouvelle corne, sont les circonstances qui contra-
rient le plus souvent la suppuration de la plaie.
Dès l'apparition des cerises, il faut porter tous
ses soins à détruire les compressions, qui ont
fait naître et peuvent entretenir ces sortes de
végétations morbides; si la surface de la plaie
change de nature, prend une teinte livide, violacée, se charge de bourgeons, l'on tâchera de
la ramener à son état primitif par l'emploi de
la teinture d'aloès et d'autres substances, et l'on
apportera la plus grande attention à ce que l'appareil appliqué sur la partie exerce une pression forte et égale par-tout. A l'égard des nouvelles productions de corne, il importe de ne
pas leur laisser prendre trop d'épaisseur, trop
de consistance, parce qu'elles déterminent des
compressions, qui peuvent donner lieu à divers
accidens : l'on aura donc l'attention, à chaque
pansement, de les amincir avec l'instrument
tranchant; l'on prendra garde de ne pas aller
jusqu'au sang, et l'on gouvernera la plaie de
manière à ce que cette nouvelle couche s'étende
uniformément.

Les javarts dont l'opération n'entraîne que
le retranchement d'une petite portion du sabot, sur-tout lorsque cette opération ne met

pas à découvert le fibro-cartilage latéral du pied, peuvent guérir, comme la seime, par l'application méthodique d'un seul appareil, qu'on laisse en place jusqu'à ce que la surface de la plaie soit recouverte par une nouvelle couche de corne. Toutes les fois que l'on se trouve forcé de mettre à découvert une partie du cartilage latéral, la maladie se complique tôt ou tard de la carie de ce prolongement de l'os du pied, et cette complication si fâcheuse ne se montre parfois qu'à l'époque où la guérison paraissait complète. La peau se trouve-t-elle détériorée soit par l'opération mal pratiquée, soit par l'application inconsidérée du feu ou de substances caustiques, la cure sera longue et imparfaite. Dans ces circonstances, la peau ne se réunit qu'incomplétement avec l'ongle ; il se forme souvent un faux quartier ; d'autres fois il s'établit, au-dessus du sabot, une tumeur, sorte de forme, qui porte un préjudice considérable au pied et nécessite la cautérisation par le feu. On préviendra ces suites fâcheuses, tant en ménageant bien la peau lors de l'opération, qu'en faisant les pansemens avec soin et méthode, en établissant une pression convenable et en tenant la partie à l'abri de toute irritation quelconque.

Javart encorné cartilagineux. La cure de cette dernière variété de javarts est parfois fort simple, et n'exige que la cautérisation du point carié; mais elle nécessite le plus souvent des délabremens considérables, des pansemens long-temps continués et les mieux combinés; dans quelques cas, elle devient impossible ou incomplète, nonobstant les soins prodigués. Ainsi, le traitement des javarts cartilagineux repose sur deux méthodes distinctes, le procédé par la cautérisation et celui qui consiste dans l'extirpation, l'ablation de tout le fibro-cartilage affecté. Ce dernier est, aujourd'hui, le plus général, presque le seul usité dans la chirurgie vétérinaire; les caustiques et le feu ne sont communément employés que dans le principe du mal, comme des essais dont l'application inconsidérée ne contribue qu'à aggraver la maladie, à retarder sa guérison et à la rendre quelquefois impossible. Ces considérations nous ont déterminé à ne parler de la cautérisation qu'en dernier lieu, qu'après avoir décrit le procédé à suivre pour effectuer l'enlèvement du fibro-cartilage latéral avec les instrumens tranchans.

Procédé par ablation. Il suppose constamment une double amputation, requiert en pre-

mier lieu l'opération du javart encorné simple,
c'est-à-dire le retranchement du quartier du
sabot qui couvre le cartilage à enlever. Cette
première opération effectuée comme il a été
prescrit, l'on procède à la désunion de la peau
d'avec la partie du fibro-cartilage qu'elle recouvre, et l'on se sert pour cela d'une feuille
de sauge double, sa convexité étant tournée en
dehors : l'on commence par enfoncer entre ces
parties l'instrument, que l'on porte ensuite
tantôt en avant, tantôt en arrière, jusqu'à ce
que l'on soit parvenu à découvrir toute la surface du fibro-cartilage. En exécutant les mouvemens en arrière, l'on doit avoir la précaution de pencher en dedans le tranchant de l'instrument, afin d'éviter la section de la peau; on
aura également soin de ne pas trop agir de la
pointe, sans quoi l'on court risque de l'enfoncer à travers le tégument. Le fibro-cartilage
étant complétement mis à découvert, l'on en
exécute l'ablation avec des feuilles de sauge
simples (1) et avec le secours d'une pince à

---

(1) Il importe d'avoir deux sortes de feuilles de sauge
simples : les unes, fortes, servent à amputer la majeure partie du cartilage; les autres, petites, minces et étroites, sont
très-avantageuses lorsque l'on arrive contre la capsule synoviale et le ligament articulaire latéral antérieur

dents de souris; l'on se sert aussi d'une ou de
deux érignes plates et boutonnées, avec lesquelles on fait relever la peau, afin d'avoir plus
d'aisance pour opérer. On commence ordinairement par abattre toute la partie postérieure du cartilage, que l'on ampute en deux
ou trois coups d'instrument et que l'on peut
préalablement séparer de la partie antérieure
par une incision longitudinale, faite avec un
bistouri droit, suivant la direction de la face
postérieure du paturon, afin d'avoir plus de
facilité pour l'enlever. On coupe ensuite par
tranches successives la partie antérieure restante, l'on engage d'abord la feuille de sauge
sous son bord supérieur, et par un mouvement court et brusque, exécuté en demi-cercle,
de haut en bas et de dedans en dehors, l'on
enlève une première tranche ; l'on continue de
même pour les tranches suivantes, jusqu'à ce
que l'on approche du ligament latéral antérieur
et de la capsule articulaire; il faut alors agir
avec beaucoup de précaution et amputer par
lames plus ou moins minces. Pour rendre cette
dernière manœuvre moins dangereuse, l'on
fera tenir le pied fortement étendu et porté du
côté opposé à celui sur lequel on opère. Par
cette position, la membrane articulaire se trouve

alongée et ne fait plus de boursouflement ; le ligament latéral devient aussi plus distinct. Toute l'attention à avoir, en exécutant cette ablation, est de respecter la capsule synoviale, ainsi que le ligament latéral antérieur : on sait que ces parties adhèrent étroitement au fibro-cartilage, et que là où finit celui-ci, se trouvent immédiatement soit le ligament, soit la capsule. Il faudrait donc borner l'amputation au point de réunion ; mais comme il n'est pas aisé de s'arrêter précisément à ce point, et qu'il est toujours dangereux d'aller au-delà, il vaut mieux laisser quelques parcelles ou lamelles de cartilage, qui se détruisent par l'effet de la suppuration. D'ailleurs l'enlèvement complet de la substance cartilagineuse qui tient à ces parties demanderait beaucoup de temps et ne prolongerait pas l'opération sans les dangers précités. Pour pousser l'amputation aussi près que possible du ligament et de la membrane, l'on se sert de petites feuilles de sauge, dont on doit être bien assuré, afin de ne pas les égarer, lors même que l'animal fait des mouvemens brusques, contre lesquels il importe d'être toujours en garde.

Le manuel que nous venons de décrire n'est pas tellement rigoureux, qu'il ne soit

susceptible de quelques modifications. Ainsi
l'on peut, comme il a été dit, enlever la partie
postérieure du fibro-cartilage, sans la séparer préalablement de la partie antérieure,
dont l'extirpation exige toujours des précautions particulières. Au lieu d'emporter à chaque
coup de feuille de sauge une tranche de cartilage, on peut le faire à plusieurs reprises, et
l'on se sert alors d'une pince à dents de souris,
pour saisir et tirer en dehors chaque portion
cartilagineuse que l'on ampute.

Lorsqu'il ne reste plus que quelques parcelles
de cartilage, qu'il serait trop long ou dangereux d'enlever, l'opération est complète; mais,
si on laisse subsister des portions entières de
cette substance, l'on peut s'attendre au développement de nouvelles caries, qui nécessi-
teront une nouvelle opération. Il est d'observation générale que la suppuration ne détruit
les parties cartilagineuses restantes qu'autant
qu'elles ont très-peu d'épaisseur.

L'opération achevée, l'on couvre la plaie
avec des étoupes sèches, et l'on attache à quatre
clous le fer, que l'on a préparé d'avance et qui
a été tronqué de la branche correspondant au
côté malade (*Pl.* III, *fig.* 17). Le fer fixé au
pied, l'on procède immédiatement au panse-

ment, qui a lieu de la même manière que celle qui est prescrite pour le javart encorné simple, et l'on emploie, si on le juge à propos, un crochet postiche pour maintenir plus sûrement l'étoupade.

L'application de ce premier appareil n'exige qu'une seule précaution particulière, c'est de coucher la peau immédiatement sur la surface de la plaie, ou de ne mettre par-dessous qu'un plumasseau très-mince. Le vide formé par la destruction du fibro-cartilage semblerait, au premier abord, devoir être rempli par les étoupes ; mais ce mode de pansement donne toujours lieu à de gros bourrelets, qui empêchent le rétablissement parfait du sabot et entretiennent des altérations plus ou moins préjudiciables. Le premier appareil ne doit être levé, comme il a déjà été dit, que lorsque la suppuration est en pleine activité ; les pansemens seront faits et renouvelés, d'après les règles établies dans le traitement du javart encorné simple. Parmi les accidens que l'on a le plus à redouter pendant la période de suppuration, nous citerons la perforation de la capsule synoviale ; complication fort grave et dont il sera parlé un peu plus loin.

La chirurgie vétérinaire doit aux *Lafosse*

père et fils d'avoir fait les premiers un emploi
judicieux du procédé opératoire, que nous venons de faire connaître ; s'ils ne sont pas les in-
venteurs de ce procédé, ils ont le mérite de
l'avoir perfectionné et d'en avoir constaté les
avantages. Lafosse fils conseille de ne pas enlever tout le quartier du sabot, et de n'en retrancher que la largeur d'un pouce du côté
du biseau ; Solleysel avait établi le même principe, en recommandant de ne jamais débander
l'arc formé par la muraille. Le retranchement
de tout le quartier augmente incontestablement les délabremens; mais cette méthode,
qui ne retarde pas la cure, a le précieux avantage de faciliter l'opération et d'éviter des compressions pernicieuses.

Le même Lafosse recommande très-expres-
sément de ménager le ligament latéral antérieur, et il déclare, avec raison, que l'amputation plus ou moins complète de ce ligament
rend le cheval pour toujours estropié. Cet habile praticien aurait dû dire aussi que le même
ligament acquiert, dans quelques circonstances, une texture fibro-cartilagineuse, et que,
parvenu à cet état, il est susceptible de la même
altération que le fibro-cartilage latéral.

L'ouverture de la capsule articulaire est, en

général, regardée comme un accident grave,
le plus souvent funeste. Il est essentiel d'entrer
sur ce point dans quelques détails, afin de bien
préciser les cas où cette sorte de complication
peut avoir les suites les plus fâcheuses, et ceux
où elle ne préjudicie pas sensiblement et ne
devient que rarement dangereuse. Toutes les
fois que la lésion a été produite par l'instrument
tranchant, pendant l'opération, l'on peut obtenir l'occlusion parfaite de la capsule, en
ayant soin de comprimer convenablement la
membrane offensée, afin d'empêcher l'introduction de tout fluide dans l'intérieur de l'articulation. Chabert conseillait d'employer dans
ces circonstances une pâte camphrée, et de
l'appliquer immédiatement sur l'ouverture.
L'expérience prouve qu'un simple tampon d'é-
toupe sèche est préférable, et qu'il remplit
parfaitement le but : ce tampon, assez gros et
assez ferme pour produire une forte pression
partielle, tient la membrane synoviale appliquée, comme collée contre les os, et favorise
ainsi sa cicatrisation ; mais il importe que ce
genre de compression soit continué pendant un
certain temps, et il est facile d'en concevoir la
raison. Aussi, doit-on avoir les plus grandes
précautions, lorsqu'on lève les appareils, de ne

pas déranger ce tampon, ou de le remplacer
immédiatement si, nonobstant tous les soins
apportés pour le conserver en place, il vient à
tomber et à suivre les autres étoupes. L'application du tampon ne contrarie nullement la
marche de la plaie principale, et elle consolide,
au bout d'un temps plus ou moins long, la
réunion des bords de l'ouverture. Il faut observer que cette cicatrisation est toujours d'autant plus difficile à obtenir, que l'incision faite
par l'instrument tranchant offre plus d'étendue; il peut même arriver que la grandeur de
l'entamure ne permette pas l'occlusion de la
poche synoviale, et qu'elle rende inutiles tous
les soins employés. Le dérangement fréquent
de l'étoupade, sur-tout du tampon; certains
mouvemens brusques ou trop violens et diverses autres circonstances, sont également
susceptibles d'empêcher cette occlusion. Dans
ces cas, l'accident est fort grave : non-seulement les bords de l'ouverture ne se rappro-
chent pas, mais ils s'écartent toujours de plus
en plus. La synovie s'épanche au dehors; la
matière purulente aborde dans l'articulation,
y séjourne et altère les surfaces diarthrodiales
des os. Il devient alors bien difficile, pour ne
pas dire impossible, d'arrêter les ravages inté-

rieurs, qui se font remarquer par l'aspect même
que prend la plaie, par la nature de l'humeur
qui en découle, par les douleurs excessives,
qui forcent le malade à tenir le pied dans
une rétraction permanente. Les pansemens les
mieux combinés sont rarement couronnés de
succès; le plus souvent ils ne font que retarder
la perte de l'animal, que l'on est obligé de faire
sacrifier ou qui succombe par suite de la gangrène. On doit mettre sur la même ligne et
considérer comme aussi graves les ouvertures
de la capsule articulaire, qui sont l'effet de la
suppuration et surviennent à diverses époques.

La capsule articulaire forme quelquefois un
boursouflement plus ou moins considérable,
que l'on doit toujours respecter, et qui rend
conséquemment l'opération plus délicate. Ces
tumeurs hémisphériques, que nous avons ren-
contrées plusieurs fois, et dont une pouvait
avoir la grosseur d'un œuf ordinaire de poule,
disparaissent par l'effet d'une pression bien méthodique, et ne retardent pas la guérison de la
plaie. Elles peuvent être recouvertes d'un amas
de graisse, et se dérober ainsi à l'œil; l'opérateur doit donc se méfier de la présence de ces
pelotons graisseux, et se garder d'y porter
l'instrument tranchant, avant de s'être assuré

s'ils enveloppent ou non la capsule synoviale (1).

Tous les préceptes exposés par Lafosse pour effectuer l'enlèvement du fibro-cartilage latéral sont judicieux et généralement adoptés; mais cet auteur n'a pas parlé des circonstances susceptibles de compliquer l'opération et de nécessiter des précautions particulières. On regrette sur-tout qu'il n'ait rien prescrit sur ce qu'il convient de faire lorsqu'il y a ossification plus ou moins avancée du fibro-cartilage. Cette complication est cependant fréquente, et il importe de fixer les idées à cet égard, afin que le vétérinaire ne se trouve pas embarrassé quand il rencontre, pour la première fois, ces sortes d'anomalies.

La transformation dont il s'agit procède constamment, comme il a déjà été dit page 18, du milieu du bord inférieur, par lequel le fibro-cartilage fait continuité avec l'os du pied,

---

(1) Le premier boursouflement de cette nature que j'ai eu occasion de rencontrer m'a tellement trompé, que j'ai ouvert la capsule articulaire : heureusement l'accident n'a pas eu de suite fâcheuse, et le cheval a été rendu, parfaitement guéri, à son propriétaire, notaire à Ville-Parisis, sur la route de Meaux.

et elle a lieu de différentes manières : le plus ordinairement elle se fait d'après un ordre régulier ; elle monte, en occupant toute l'épaisseur du fibro-cartilage ; d'autres fois elle se développe et s'étend par des filamens ou lames osseuses, disposées en aréoles, dont les interstices sont remplis d'une matière cartilagineuse. Dans quelques cas, l'ossification ne fait qu'occuper la surface externe du prolongement, qui se trouve alors composé de deux couches, l'une externe, osseuse, et l'autre, interne, cartilagineuse.

Toutes les fois que l'ossification ne fait que pénétrer le cartilage latéral et que la conversion ne s'opère que d'une manière imparfaite, il importe d'extraire toute la partie ostéo-cartilagineuse, sans quoi, l'opération devient infructueuse. Lorsque la guérison semble avancée, il survient presque toujours de nouvelles fistules, et la maladie se reproduit avec une nouvelle intensité. L'enlèvement de cette production ostéo-cartilagineuse s'exécute avec différens instrumens, tels que la rénette, la gouge, la scie semi-circulaire, le rogne-pied et les pinces à bec de corbin. L'ablation doit être poussée jusqu'à l'endroit où l'ossification se trouve parfaite, et l'on aura la précaution de ne laisser subsister ni restant de substance cartilagineuse, ni pointes dures sur le bord de l'os. Si l'ossification s'est effectuée d'une manière régulière, et que le restant de la substance cartilagineuse ne soit pas mélangé avec de la matière osseuse, l'on se conduira d'après les règles ordinaires, et l'on amputera toute la partie du fibro-cartilage non ossifiée (1).

Procédé par la cautérisation. Les anciens hippiatres n'employaient, dans les cas de javart cartilagineux, que le feu ou les caustiques, qu'ils combinaient et variaient, suivant la gravité et l'étendue du mal. Ces méthodes curatives ont été à peu près les seules suivies jusqu'aux Lafosse père et fils, qui ont adopté et fait prévaloir le traitement par le moyen de l'ablation du fibro-cartilage latéral. Dans un mémoire publié en 1825 et réimprimé en 1825, nous avons fait connaître en détail les procédés que suivaient les hippiatres antérieurs aux Lafosse, pour parvenir à guérir les caries du cartilage latéral ; moyens qui consistaient dans l'emploi du feu et des caustiques. Nous ne rap-

---

(1) Le fibro-cartilage complétement transformé en substance osseuse n'est plus susceptible de carie : jusqu'à présent nous n'en connaissons point d'exemple.

pellerons pas ici les considérations dans lesquelles nous sommes entré à ce sujet, nous nous
bornerons à indiquer les règles qu'il convient
d'observer, en attaquant le javart cartilagineux
par la cautérisation, soit *actuelle*, soit *potentielle*.

Les caustiques et le feu, appliqués immédiatement sur le fibro-cartilage, déterminent l'exfoliation de la partie qu'ils touchent, ou mieux
des bords de la cavité qu'ils pratiquent ; ils
doivent conséquemment détruire les points
cariés, toutes les fois qu'ils sont portés sur ces
points et qu'ils y produisent une action suffisante. Mais ils n'agissent que partiellement, et
leurs effets sont toujours bornés ; ils ne chan-
gent pas la disposition de l'organe à contracter
de nouvelles caries ; on pourrait même avancer
qu'ils augmentent cette disposition, en excitant
l'afflux des liqueurs dans la partie malade, et en
produisant une inflammation intense. Ce simple
exposé prouve que la cautérisation ne peut devenir efficace que dans quelques circonstances,
et qu'elle doit être employée avec discerne-
ment. L'expérience a constaté qu'elle réussit
beaucoup mieux en talon qu'à la partie antérieure du fibro-cartilage, où la sensibilité et les
mouvemens sont plus forts

Le cautère en pointe est le seul convenable,
tant pour agrandir les fistules que pour porter
le feu sur les points cariés; l'on s'en sert aussi
pour opérer la résolution ou borner les progrès
de certaines tumeurs, qui surviennent à la
couronne par suite du javart, et que l'on attaque quelquefois avec le cautère cutellaire. L'action du feu sur les caries du cartilage latéral est
toujours très-incertaine, et Lafosse a parfaitement raison de dire qu'elle ne devient avantageuse que lorsque l'altération réside à la
pointe du talon. Il est constant que la cautérisation potentielle offre plus de chances favorables, et qu'elle mérite la préférence sous tous
les rapports. Le deuto-chlorure de mercure est
le caustique le plus ordinairement employé et
le plus propre à remplir l'indication dont il
s'agit. Pour exécuter ce genre de cautérisation, l'on prépare d'abord un morceau de sublimé corrosif, que l'on taille en un cône de
la longueur de cinq à six lignes, et de trois à
quatre lignes de diamètre vers sa base. On
élargit la fistule, soit avec le cautère à pointe,
soit avec le bistouri, de manière à ce qu'elle
permette le passage du caustique, qu'il importe
d'enfoncer jusqu'au point carié. Le morceau de
sublimé étant parvenu au fond de la fistule et

sur le fibro-cartilage, l'on tamponne l'ouverture extérieure avec des étoupes imbibées de vin chaud, afin de contenir en place le caustique; l'on enduit de graisse tout le sabot, ainsi que la couronne; l'on applique quelques plumasseaux par-dessus le tampon, et l'on place la ligature. La présence du corps étranger dans l'intérieur du pied augmente bientôt la douleur première, le gonflement, la tuméfaction à la couronne, et donne lieu à une série de phénomènes plus ou moins graves. Aussi, est-il nécessaire de tenir le cheval au régime, même de lui tirer du sang, si les souffrances, qui vont en prenant de l'intensité jusqu'à la formation de l'escarre, deviennent considérables.

Au bout de cinq à six jours, on procède à l'enlèvement du premier appareil, et, en ôtant les étoupes, l'on doit prendre garde de ne pas déranger le tampon, qui maintient le caustique. On se bornera donc à enlever les plumasseaux, à laver la partie avec du vin chaud, à nettoyer tout le pied; l'on fera ensuite le pansement, comme la première fois, et l'on continuera de la même manière jusqu'après la chute de l'escarre. Cette dernière production se manifeste d'abord par un cercle, que circonscrit une surface terne, de la grandeur d'environ

une pièce de cinq francs ; la ligne circulaire devient de plus en plus apparente, et la partie
circonscrite acquiert une teinte noire ; enfin, la
séparation de la partie morte s'opère insensiblement d'elle-même, et l'escarre finit par
être expulsée. La chute de cette sorte de bourbillon n'a lieu ordinairement que du dixième au
quinzième jour après celui de l'application du
corrosif : on peut la solliciter en ébranlant la
masse avec des pinces à dissection ; mais cette
manœuvre doit se faire avec la plus grande délicatesse ; car toute irritation un peu forte retarde la cure, et peut rendre la plaie de mauvaise nature.

La partie morte, étant tombée, laisse à découvert une plaie simple, vermeille, et qui se
cicatrise promptement ; elle n'exige que des
pansemens ordinaires ; mais, s'il y a tuméfaction de la peau, l'on fera usage de la teinture
d'aloès, dont on chargera les premiers plumasseaux. Lorsqu'il se déclare une nouvelle fistule,
signe certain d'une nouvelle carie, il faut re-
commencer la même cautérisation, ce qui prolonge considérablement le traitement et détermine souvent à recourir à l'ablation du
fibro-cartilage.

Les soins à donner à l'animal opéré varient ,

suivant le tempérament et selon l'état de la partie malade. On ne doit pas perdre de vue que
les sujets irritables exigent plus de soins que
les gros chevaux de trait, dont quelques-uns se
ressentent à peine de l'action du caustique. Ces
animaux peuvent même continuer à travailler,
on doit seulement les employer de préférence
à la charrue ou à la herse.

Au résumé, les procédés curatifs que nous
venons de faire connaître en détail ont chacun leurs avantages et leurs inconvéniens. Toutes les fois que l'opération est bien faite, et que
les pansemens sont suivis avec tous les soins
requis, l'ablation produit une guérison radicale.
Mais ce mode de traitement nécessite des délabremens considérables, qui ne peuvent avoir
lieu sans de grands dangers ; la moindre circonstance est susceptible de donner une mauvaise direction à la plaie ; la cure est, en général, longue, difficile à obtenir ; le pied ne récupère son intégrité première qu'au bout d'un
temps très-long ; souvent même il reste pour
toujours faible et altéré. La cautérisation par
le deuto-chlorure de mercure est une méthode
simple, facile à employer ; elle n'exige aucun délabrement et ne détériore même le sabot qu'autant qu'elle est inconsidérément renouvelée ;

lorsqu'elle est suivie de succès, la guérison est prompte, parfaite, et le pied se trouve de suite en état de remplir ses fonctions. Malheureusement l'application des caustiques n'a de résultats bien avantageux que dans le cas de fistules sises en talon; elle est toujours incertaine lorsque l'ulcération se trouve en avant de cette partie. Ainsi que nous l'avons fait remarquer, la substance portée immédiatement sur le point malade fait bien disparaître la carie, mais elle ne change pas la disposition du fibro-cartilage à de nouvelles altérations de même nature; tout semble prouver, au contraire, qu'elle l'augmente. De là, la formation d'autres fistules, qui se montrent pendant ou peu après la guérison de celles qui ont été attaquées par le deuto-chlorure de mercure. Une première cautérisation, étant infructueuse, en nécessite conséquemment une seconde, parfois une troisième, une quatrième, etc. La maladie, traînée ainsi en longueur, occasione des frais, indispose les propriétaires, et fait souvent rejeter le blâme sur le vétérinaire qui a conseillé le procédé. Ces inconvéniens ne sont cependant pas les mêmes à la campagne que dans les grandes villes. La cautérisation me semblerait devoir être toujours tentée pour les chevaux de trait, que l'on a la facilité d'employer à de légers travaux de culture, tels que le hersage, le labour, etc. La chance est toute dans l'intérêt du propriétaire, qui, pouvant faire travailler ses animaux, n'a point de frais particuliers à supporter et peut éviter une opération grave, à laquelle il est toujours temps de recourir. Ce mode de traitement, néanmoins, aurait tous les inconvéniens que nous avons signalés dans les chevaux qui, en raison des localités ou de leur conformation et de leur tempérament, ne sauraient être employés avec utilité, en attendant les résultats de la cautérisation. Dans ces dernières circonstances, on ne doit jamais balancer à donner la préférence à l'opération par ablation, à moins que la carie ne réside en talon, où elle cède assez ordinairement à l'action des caustiques.

§ 2. *L'étonnement de sabot.*

Par ce titre, l'on exprime une sorte d'ébranlement, de commotion imprimée au tissu réticulaire, et déterminée, ou par un coup violent sur le sabot, ou par un heurt très-fort contre un corps dur, et souvent par les coups de brochoir que porte le maréchal pour abattre les pinçons du fer, pour brocher les clous et les river. Cette dernière manœuvre devient

sur-tout dangereuse quand le pied est faible et
délicat.

Cette affection est une variété, un genre particulier de fourbure; elle se manifeste par une
douleur vive, par la chaleur, d'abord partielle,
puis générale du pied, quelquefois aussi par
un son sourd que fait entendre le sabot frappé
avec le brochoir; elle fait feindre ou boiter
plus ou moins fortement l'animal, suivant le
degré où elle se trouve portée.

Les étonnemens légers de sabot causent peu
de douleur, se dissipent promptement, se guérissent d'eux-mêmes, ou par les moyens les
plus simples. Ceux qui débutent avec des symptômes graves sont dangereux et peuvent avoir
des suites fâcheuses; ils exigent conséquemment des secours prompts et efficaces. Si l'accident est récent, l'on avisera aux moyens de
faire avorter l'inflammation, ou de la dissiper
si elle ne fait que commencer, par l'emploi des
substances fortement astringentes. On enve-
loppera le pied malade avec un cataplasme,
composé de suie de cheminée, délayée dans du
vinaigre et incorporée avec du blanc d'œuf;
l'on pourra aussi plonger le pied dans de la terre
glaise, détrempée avec du vinaigre ou du sulfate
de fer, comme il sera expliqué à l'article Four-

bure. La saignée locale, et pratiquée à la pince, peut, en dégorgeant les vaisseaux, favoriser l'action des astringens, assurer la résolution et prévenir toutes suites fâcheuses.

Si la douleur et la chaleur sont considérables, et que l'on ait à craindre la fourbure, il est important de favoriser l'action de ces substances par des frictions au genou ou au jarret du membre malade, frictions dont l'emploi sera plus amplement détaillé dans l'article qui suit. L'étonnement peu intense, mais établi depuis plus de vingt-quatre heures, requiert seulement l'usage des bains chauds et des cataplasmes émolliens. Quand il est grave et négligé, il ne tarde pas à dégénérer en fourbure ; parfois il produit le décollement d'une partie plus ou moins étendue du sabot, ou bien il donne lieu à la gangrène.

§ 3. *La fourbure* (1).

Elle consiste dans une inflammation plus ou moins intense du tissu réticulaire, s'établit con-

---

(1) Les anciens hippiatres écrivent *forbure*, *forboiture*, *fourboiture*. Ne pourrait-on pas en conclure que le terme fourbure a été admis parce que la maladie se fait remarquer par une boiterie excessive ?

séquemment entre deux corps compactes et résistans, pénètre l'un de ces corps, l'os du pied,
et imprime diverses altérations, qui ne tardent
pas à se communiquer au sabot. Cette affection
est toujours l'effet d'une irritation première,
d'où résultent d'abord accumulation de fluides
dans la partie, puis changement d'action, nouvelle sécrétion, et tous les phénomènes inflammatoires. Dès le principe, il s'établit une douleur profonde, vive, qui augmente avec plus
ou moins de rapidité, se propage aux parties
supérieures, gagne insensiblement tout le membre et donne le plus ordinairement lieu à une
fièvre générale. La maladie, continuant à faire
des progrès, détermine l'engorgement du tissu
réticulaire, l'atonie des vaisseaux séreux qui
pénètrent la corne, enfin la désunion partielle
ou totale du sabot.

Certaines fourbures ont une marche lente et
graduée, sont peu douloureuses, ne deviennent
pernicieuses qu'à la longue et qu'autant que l'on
n'y porte pas remède; tandis que d'autres,
aussi rapides dans leur début et leur marche
que dangereuses dans leurs résultats, parviennent, en peu de temps, à leur plus haut degré
d'intensité et ne deviennent que trop souvent
funestes à l'animal. Il était donc utile pour la

pratique de reconnaître deux sortes de fourbures, l'une aiguë et l'autre chronique. Dans le
premier cas, l'affection s'accompagne de douleur locale très-forte, de fièvre générale, d'anorexie complète, d'abattement, et elle réclame
des secours aussi prompts qu'efficaces. Étant
abandonnée à elle-même, elle ne tarde pas à
produire les désordres les plus fâcheux, tels
que la chute du sabot, la mortification des
parties, ou bien elle donne lieu à la formation
d'une nouvelle substance fibreuse, lardacée,
qui s'établit immédiatement sous l'ongle et
prend différens états; parfois il se fait un épanchement de fluides séro-sanguinolens, qui
s'accumulent entre les feuillets de chair et ceux
de corne, se dessèchent avec le temps ou deviennent purulens et fusent sous la sole. La
fourbure chronique, dont les progrès sont toujours lents et plus ou moins obscurs, amène à
la longue la détérioration du pied; elle fait
naître soit la fourmilière, soit le croissant, soit
le faux quartier, soit des cercles; elle donne lieu
à la déviation de la sole, à sa séparation d'avec
la muraille; et ces altérations peuvent exister
plusieurs ensemble ou toutes en même temps.

En général, les pieds gras, faibles et évasés,
surtout quand ils sont plats ou combles, sont

les plus exposés à la fourbure, et l'on doit
mettre en seconde ligne les pieds à sabot petit,
serré et très-compacte ; mais la maladie devient
toujours plus grave, plus aiguë dans les derniers, et la fièvre de réaction y est toujours
plus intense.

Les causes de la fourbure doivent être rapportées, dans tous les cas, ou à des accidens
extérieurs, ou à l'usage inconsidéré de certains
alimens et de certaines boissons. Ainsi, la maladie peut être déterminée par une marche
longue et forcée, surtout sur des terrains durs,
pavés ou caillouteux ; être le résultat d'un séjour trop prolongé dans l'écurie ; dépendre
d'un appui forcé, trop long-temps continué, et
nécessité par un pied malade, que le cheval
tient en l'air pendant qu'il se porte constamment sur les pieds sains, qui s'échauffent insensiblement et finissent par tomber fourbus. Les
fourrages très-substantiels ou très-échauffans,
comme les grenailles, certaines plantes vertes,
que l'on administre aux animaux sans précaution, donnent également lieu à la fourbure : les
boissons froides et crues, administrées aux chevaux, surtout quand ils ont chaud, les arrêts subits de transpiration, les ferrures qui serrent et
compriment le pied, peuvent encore l'occasioner.

Elle attaque tantôt un seul pied, tantôt les deux de devant ou ceux de derrière, et quelquefois tous les quatre en même temps, ou successivement l'un après l'autre. Il est des cas où elle parvient, en vingt à trente heures, au plus haut degré de son accroissement; d'autres fois elle n'arrive à cet état qu'après quinze, vingt et même trente jours.

Considéré en repos, le cheval fourbu paraît souffrant, il a une attitude incertaine, et ses aplombs sont différemment faussés; s'il est malade des pieds antérieurs, ceux de derrière se trouveront portés en avant et rapprochés du centre de gravité. Le contraire aura lieu si les pieds postérieurs sont attaqués. Par ces différentes positions, l'animal cherche à se soustraire à la douleur; il surcharge les membres sains, afin de soulager les malades. Lorsque le sujet est fourbu des quatre pieds, il vacille, tremble, tient ses membres écartés, et reste fixe dans cette attitude. La marche du cheval fourbu est toujours difficile, et l'appui se fait principalement en talon, où la douleur est moins forte. Quand il est malade des quatre pieds, il n'ose bouger de place, crainte de tomber; s'il peut marcher, il va en chancelant et en trem-blant. La maladie n'est-elle que légère, même

sans chaleur bien marquée au sabot, elle se
décèle par l'allure de l'animal, qui semble
marcher sur des épines et s'appuie plus fortement en talon.

La fièvre locale, qui accompagne la fourbure,
est d'autant plus dangereuse, que le sabot oppose une résistance extrême au gonflement inflammatoire, résistance qui devient la cause
essentielle de la déviation et de la déformation
de l'os du pied. Pendant toute la période de
l'inflammation, les pieds conservent une chaleur et une douleur plus ou moins fortes, qui
se font aussi remarquer au paturon et à la couronne, où elles sont presque constamment accompagnées d'engorgement. Parfois les muscles
situés à la face rotulienne du fémur, ainsi que
ceux qui occupent l'intervalle triangulaire formé
par le scapulum et l'humérus, éprouvent un
tremblement qui ne se calme qu'avec les douleurs aiguës.

« Les signes qui annoncent la fourbure dif-
» fèrent suivant le degré du mal et ses progrès ;
» elle est accompagnée de fièvre ou elle existe
» sans ce symptôme ; dans l'une ou l'autre de
» ces circonstances, la marche de l'animal in-
» dique son existence d'une manière non équi-
» voque. Si la fourbure attaque les deux extré-

» mités antérieures, les postérieures sont plus
» engagées sous le corps ; elles supportent
» d'autant plus le devant que les douleurs des
» pieds malades sont plus fortes et plus aiguës ;
» la translation des membres antérieurs s'o-
» père lentement, difficilement et douloureu-
» sement.

» Le jeu des extrémités postérieures est
» d'autant plus contraint qu'elles sont plus en-
» gagées sous le corps ; et leur avancement
» sous le centre de gravité est toujours en rai-
» son du poids qu'elles sont nécessitées de sup-
» porter. Cette surcharge qu'elles éprouvent
» rend leurs actions pénibles et incertaines.

» Lorsque la fourbure attaque les extrémités
» postérieures, le poids et les forces sont dis-
» tribués d'une manière diamétralement op-
» posée ; c'est le devant qui supporte la plus
» grande partie de la masse ; les jambes anté-
» rieures sont inclinées de devant en arrière ; la
» croupe est soulevée ; le cou et la tête sont
» portés en contre-bas ; la marche, dans cette
» position, est encore plus pénible et plus dif-
» ficile (1). » Les membres antérieurs sont

____

(1) *Instructions et observations sur les maladies des animaux domestiques*, article *Fourbure*, tome II, page 53

obligés de supporter la plus grande partie de la
masse du corps; ils tremblent, ils vacillent et
éprouvent bientôt eux-mêmes les effets de la
fourbure. Aussi la maladie est-elle considérée
comme infiniment plus dangereuse lorsqu'elle
affecte d'abord les pieds postérieurs, attendu
que ceux de devant ne tardent pas à éprouver
le même sort.

La fourbure, prise à temps et traitée comme
il convient, résiste rarement aux moyens mis
en usage; mais quand elle est parvenue à certains degrés, il devient impossible de parer aux
désordres imprimés ou déjà avancés; l'on ne
peut que les retarder ou les atténuer. Son intensité est telle parfois, qu'elle rend inutile
tout traitement quelconque; elle continue à
faire des progrès et finit de la manière la plus
fâcheuse. Dans tous les cas, la médication doit
avoir pour but de diminuer l'afflux des humeurs
vers la partie irritée, de solliciter le dégorge-
ment des vaisseaux subjugués, de rétablir l'action naturelle des tissus. Les efforts doivent
tendre sur-tout à faire avorter l'inflammation
commençante, comme aussi à prévenir l'engorgement d'une expansion membraniforme
(le tissu réticulaire), maintenue entre deux
corps durs, qui s'opposent à son gonflement.

La fourbure dépend-elle d'une autre maladie,
on doit commencer par combattre l'affection
primitive, détruire la cause qui, l'ayant fait
naître, peut l'entretenir, l'aggraver et la rendre incurable. Le premier secours à donner à
un pied fourbu est de desserrer le fer et de ne
l'attacher qu'à quatre clous ; l'on place ensuite
l'animal sur une bonne litière ; on le met à l'u-
sage de l'eau blanche, et on le tient à un régime d'autant plus sévère, que les symptômes
de l'affection sont plus graves. S'aperçoit-on
du début de la maladie, l'on doit aussitôt recourir aux bains d'eau froide : à cet effet, l'on
conduit le cheval à l'abreuvoir ou à la rivière,
et on le retient le plus long-temps possible
dans l'eau. A l'écurie, l'on peut employer des
fomentations d'eau salée, ou acidulée ou chargée de substances ferrugineuses, sur toute la
partie inférieure du membre malade, et l'on a
soin d'envelopper tout le pied avec des cataplasmes restrinctifs, composés, comme il a été
prescrit à l'article de l'Étonnement de sabot.
Si les vaisseaux, quoique gorgés de sang, n'ont
pas encore perdu leur force de tonicité, l'on
doit se hâter d'évacuer le fluide qu'ils contiennent de trop, et s'opposer à un nouveau sur-
croît ; de là, l'indication des saignées répétées

à la jugulaire, et des astringens autour du pied.
Quelques praticiens ont obtenu des avantages
marqués de la saignée en pince, qui produit,
comme nous l'avons dit dans le paragraphe précédent, une évacuation directe du fluide accumulé dans le système vasculaire du pied.
Quelquefois l'inflammation devient stationnaire
et opiniâtre; les frictions spiritueuses et irritantes autour de la couronne, du paturon et
du boulet, ainsi que les scarifications pratiquées au-dessus du bourrelet, ont été conseillées par plusieurs praticiens pour combattre
cet état toujours fâcheux.

Les dérivations que l'on détermine par les
frictions irritantes sont assurément les meil-
leurs moyens à employer pour triompher des
fourbures intenses, suites de marches ou d'autres violences extérieures; mais ces frictions
faites à la couronne et au paturon se trouvent
trop rapprochées du siége de la maladie; l'expérience a constaté qu'elles sont bien plus avantageuses quand elles sont pratiquées au jarret
ou au genou, et qu'elles se bornent autour de
ces articulations. On peut employer à cet usage
soit l'huile essentielle de térébenthine ou celle
de lavande, soit la teinture de cantharides, suivant l'engorgement que l'on désire obtenir, et

qui, une fois établi, fait cesser l'inflammation
du pied. Il est bon et même nécessaire de faire
précéder ce traitement par une forte saignée à
la jugulaire, comme aussi d'en favoriser l'efficacité par le renouvellement de la saignée et
par l'usage des cataplasmes astringens au pied
affecté. Si le cheval est tellement méchant qu'il
ne veuille ni supporter ni se laisser appliquer de
cataplasmes, l'on peut pratiquer, à l'endroit où
il pose les pieds quand il est attaché à l'écurie,
un grand trou, dans lequel on met de la terre
glaise délayée, avec du vinaigre ou avec une solution de sulfate de fer. Un baquet, ou une
barbotoire, ou une augette en pierre, enfoncés
en terre à rez le sol, conviendraient sûrement
mieux pour cet usage; mais il est rare d'avoir
à sa disposition quelqu'un de ces objets. On
laisse séjourner les pieds malades dans la terre
détrempée, et l'on ne change le cheval de cette
place que pour le faire reposer pendant la nuit;
s'il souffre beaucoup et qu'il ne puisse pas se
coucher, il est inutile de le déranger, et il
demeurera, les pieds plongés dans la glaise,
jusqu'à ce que les symptômes aient perdu de
leur gravité. Comme il importe d'entretenir
l'état mou et la température froide de cette
terre glaise, l'on aura soin d'ajouter de temps

en temps une certaine quantité de la liqueur
ci - dessus indiquée , que l'on versera en fo-
mentation sur les parties supérieures. Ce genre
de bain sera bien plus avantageux que les cataplasmes astringens, qui se dessèchent promptement et cessent alors d'enlever la chaleur de
la partie; il suffit souvent pour faire dissiper,
en fort peu de temps, l'inflammation et rétablir l'état naturel.

Pour faire apprécier les bons effets du traitement de la fourbure par les frictions faites
au genou ou au jarret, et combinées avec l'immersion des pieds malades dans la terre glaise,
je pourrais rapporter un grand nombre de faits
que j'ai eu occasion de recueillir; je me bor-
nerai à transcrire l'observation insérée dans la
première édition de ce Traité, page 149.

Le 18 mars 1813, le nommé Barier, voitu-
rier, à Antony, près Sceaux, vint me consulter
pour un cheval de trait, qui manifestait tous
les symptômes de la fourbure aux quatre pieds;
il était triste, marchait avec difficulté, ne man-
geait presque pas et souffrait depuis les premiers jours du mois. Je conseillai au propriétaire de nous confier l'animal en traitement,
et de le laisser dans les écuries de l'École; au

lieu de se rendre à mon avis, il reconduisit
chez lui le cheval, qu'il ramena avec infiniment
de peine le 21. A cette époque, le malade ne
pouvait presque plus se soutenir ; les pieds,
sur-tout ceux de devant, étaient extrêmement
chauds ; il se trouvait atteint d'une fièvre générale, très-forte, refusait de manger, même de
boire, et son état fort grave laissait peu d'espoir de guérison.

Dès le jour même de son admission aux hô-
pitaux, il fut déferré des quatre pieds, puis
fortement frictionné aux genoux et aux jarrets
avec l'huile essentielle de lavande. Le 22, renouvellement de frictions, cataplasmes astringens aux quatre pieds, lavemens nitrés, et un
opiat composé de poudres de gentiane et de ré-
glisse incorporées dans du miel. Ces divers
moyens, continués jusqu'au 28, ne produisant
pas de changemens bien marqués, je me déci-
dai à changer le traitement. Les frictions d'essence de térébenthine furent substituées à celles
de lavande ; l'on cessa les cataplasmes, et les
pieds malades furent plongés dans la terre
glaise, détrempée avec du vinaigre et avec la
dissolution de sulfate de fer ; mais l'on persista
dans l'usage des lavemens et des boissons ni-

trés. Les frictions, renouvelées pendant trois jours consécutifs, déterminèrent des engorge-mens considérables. Dès le 1ᵉʳ. avril, la chaleur des pieds parut moins forte et le cheval moins souffrant; ce mieux se soutint et alla en augmentant de jour en jour. Le 3 avril, il fut possible de faire sortir et promener un peu le malade sur un terrain doux; la boiterie diminua promptement, puisqu'elle n'existait déjà plus le 5, et qu'il fut possible de referrer le surlendemain l'animal, qui fut rendu au propriétaire le 8 avril.

Les fourbures occasionées par le séjour à l'écurie ou par l'usage de certains alimens doivent être combattues, non-seulement par la saignée et par les topiques que nous venons de faire connaître, mais encore par l'administration, à l'intérieur, de substances capables d'exciter vivement le canal intestinal et de produire une dérivation favorable. Les lavemens et les purgatifs, combinés suivant la gravité de la maladie et selon le tempérament du sujet, rempliront le plus souvent l'indication dont il s'agit. L'eau froide, fortement salée, et donnée tant en lavement qu'en breuvage, amène parfois d'heureux résultats; elle doit même être préférée aux purgatifs, toutes les fois que l'on aura à redouter l'action de ces derniers médicamens sur la muqueuse intestinale.

Les anciennes fourbures sont toujours rebelles, souvent même incurables. On peut en tenter la guérison par des frictions résolutives et légèrement irritantes, au boulet, au paturon et à la couronne, par des cataplasmes émolliens et un peu résolutifs autour du pied ; par l'administration, à l'intérieur, de médicamens choisis, combinés et proportionnés à l'état de l'animal malade. S'il y a faiblesse, les amers et le quinquina peuvent être avantageux ; s'il existe de la fièvre et beaucoup de chaleur intérieure, l'on aura recours aux délayans et aux antiphlogistiques. Toutes les fois qu'une nouvelle substance, fibreuse ou couenneuse, s'est formée sous l'ongle, et qu'elle tend à soulever la corne et à dévier l'os phalangien, il devient urgent de débarrasser le pied de cette production accidentelle et de pratiquer, à cet effet, une opération chirurgicale. On diminue avec la râpe, avec la rénette oblique et autres instrumens, l'épaisseur de la muraille, que l'on amincit jusqu'à ce qu'elle soit très-flexible et ne puisse plus faire qu'une faible résistance. En ayant bien soin d'entretenir la souplesse de la

paroi, l'on parvient à rétablir l'os du pied dans
sa position naturelle ; une bonne reproduction
de l'ongle se développe du côté du biseau, au
fur et à mesure qu'elle descend ; elle chasse et
détruit la substance accidentelle, qui formait
corps étranger. Si cette substance sous-ongulée était desséchée, ce que l'on distingue par le
son creux que rend le sabot quand on le frappe
avec un brochoir, il faudrait couper ou râper toute l'épaisseur de la partie antérieure de
la muraille, enlever ensuite avec précaution la
partie desséchée jusqu'auprès du vif, qu'il importe de respecter et de ne pas découvrir. Ce
procédé opératoire est, à la vérité, plus long
et plus difficile ; mais il a le précieux avantage
de hâter la guérison et d'en assurer le succès.

La fourbure ancienne qui a produit de grands
désordres doit être classée au nombre des affections incurables ; elle peut bien ne pas être
mortelle, mais elle rend le cheval incapable
d'un service quelconque ; elle détériore toujours
de plus en plus le pied, fait naître ou la fourmilière, ou le croissant et divers autres accidens graves.

§ 4. *La fourmilière* (1).

Elle s'annonce par une bosse, qui s'établit à
l'extrémité inférieure de la pince, prend insensiblement de l'accroissement et produit la déformation successive du sabot. Toujours dépendante d'une altération du tissu réticulaire sous-
jacent, elle est une suite ou de fourbure, ou
de la sole brûlée par le fer chaud, tenu trop
long-temps appliqué sur le pied. Parvenue à
un certain degré, la fourmilière se complique
de cercles et d'autres altérations du sabot. Le
pied, déprimé en quartiers, s'alonge en pince,
dont le bout se relève, se contourne en haut,
tandis que, du côté du biseau, elle offre un enfoncement et semble comme refoulée en dedans.
La bosse de la fourmilière, plus ou moins
grosse et étendue, est une sorte de nécrose;
elle provient du développement d'une substance
cornée, qui se forme accidentellement sous
l'ongle primitif, le soulève et le pousse en dehors, en même temps qu'elle dévie en arrière et

---

(1) L'altération dont il s'agit a été désignée par le terme
de *fourmilière*, en raison des trous et cavités multipliés que
présente la corne intérieure, et qui contiennent toujours
un peu de sang desséché.

en bas la pointe de l'os du pied. La protubérance dont il s'agit suppose conséquemment
deux sortes de corne superposées : l'une, extérieure, plus ou moins desséchée et très-compacte, fait partie intégrante du sabot; la seconde, qui est le produit de la fourbure, isole
la première couche de l'os du pied, et devient
un véritable corps étranger qu'il importe de détruire d'une manière quelconque. La corne intérieure n'a point d'organisation déterminée ;
c'est une matière dure, informe, pourvue de diverses cavités, qui la rendent comme spongieuse
ou vacuolaire, et qui renferment une substance molle, parfois desséchée : dans ce dernier
cas, le sabot, frappé avec un brochoir, rend
un son particulier. Cette production morbide,
qui n'est dans le principe qu'un fluide exhalé
dans les aréoles du tissu réticulaire, prend un
certain accroissement et passe successivement
de l'état mou à l'état corné. En chassant l'os du
pied en bas et en arrière, elle détermine parfois la désunion en pince de la sole d'avec la
muraille, et la maladie se complique du croissant.

Les fourmilières légères et peu étendues
guérissent d'elles-mêmes et se dissipent par
avalure; il importe cependant de favoriser leur

chute par des ferrures, renouvelées souvent et exécutées de manière à distribuer l'appui en quartiers, ainsi que par l'application, autour du pied, de substances grasses susceptibles d'assouplir l'ongle et d'en activer la pousse.

La maladie, existant avec nécrose, requiert l'enlèvement de toutes les parties mortifiées, afin de favoriser la formation d'une bonne corne et de donner à l'os du pied la facilité de reprendre sa position naturelle. Avant d'effectuer l'opération, l'on prépare un fer, échancré en pince (*Pl.* III, *fig.* 26), et dont l'entaille soit proportionnée à l'étendue de la portion de muraille que l'on se propose d'abattre. On procède à cette opération, comme il a été expliqué pour la fourbure ancienne, et l'on soigne les pansemens de manière à pouvoir obtenir une guérison par première intention.

§ 5. *Le croissant.*

Le croissant se montre à la sole de pince, qui forme une exubérance, occasionée soit par la fourmilière elle - même, soit par une production accidentelle, développée entre la sole de corne et l'os du pied. Dans le premier cas, le plus ordinaire, l'altération est produite et entretenue par le dernier phalangien, dont la pointe, poussée en bas et en arrière, presse la sole, la force à céder et la maintient soulevée. L'accident, porté à un certain degré, gêne prodigieusement la marche ; l'animal, ne pouvant s'appuyer que sur l'extrémité de l'os du pied, éprouve des douleurs excessives et ne peut faire aucun service. La seconde variété de croissant, due à une substance morbide formée sous la sole de pince, ne se rencontre que rarement : elle dévie l'os du pied dans un sens contraire à celui qui est déterminé par la fourmilière, le chasse en avant et en haut, le presse contre la pince de la muraille, qui résiste ou ne cède que très-peu.

Au fur et à mesure que le croissant fait des progrès, les autres altérations du pied s'aggravent dans les mêmes rapports : ainsi, la paroi se dessèche, devient de plus en plus déprimée, les cercles s'y multiplient et la rendent rugueuse ; à une certaine époque, les articulations phalangiennes se trouvent très-faussées, et l'animal est hors de tout service quelconque.

Le croissant, suite de fourmilière, disparaîtra dès que l'on parviendra à faire cesser la cause occasionelle ; tous les soins doivent donc se porter à traiter et à guérir la maladie primitive, qui a fait le sujet de l'article précédent.

La seconde espèce de croissant requiert une opération chirurgicale, qui consiste à retrancher toute la corne exubérante, même une partie de la pince, si le cas l'exige, et l'on coupe ensuite toute la production accidentelle sous-ongulée. Avant de pratiquer cette opération, l'on aura la précaution de confectionner un fer propre à faciliter les pansemens et à maintenir l'appareil; ce fer devra avoir peu d'ajusture, un certain degré de couverture, les branches minces, droites, même un peu relevées, et il portera, en dedans de la pince, une entaille proportionnée à l'étendue de la portion de corne qui doit être enlevée. Avant d'abattre le cheval, l'on parera à fond le pied malade, dont la corne aura été préalablement assouplie; l'on pourra même faire toutes les rénettures nécessaires, que l'on ne complétera cependant qu'après que l'animal sera entravé et convenablement fixé. La corne, étant enlevée par les procédés ordinaires, laisse à découvert la substance morbide, que l'on coupe avec la feuille de sauge, en ayant soin de rendre la plaie aussi unie que possible. Comme l'application de l'appareil doit toujours être précédée de celle du fer, l'on couvre d'abord les parties vives avec des étoupes, l'on attache

le fer à six clous, trois à chaque branche, et
le pansement a lieu immédiatement. L'étoupade, maintenue en place au moyen de trois
éclisses et d'une traverse, ne sera levée que
lorsque la sécrétion du pus sera bien établie,
et les pansemens ultérieurs auront lieu d'après
les règles prescrites pour les autres plaies du
pied.

§ 6. *Les seimes.*

L'expression de seime est employée pour
désigner les fissures ou solutions de continuité
très-étroites qui s'établissent sur la paroi,
suivent la direction de ses fibres, et se distinguent, d'après leur position, en *soies* ou *seimes*
en pied de bœuf, et en *seimes quartes* ou *en*
quartiers. La première variété se fait remarquer le plus souvent aux pieds postérieurs, et
elle devient très-fréquente dans les chevaux
rampins. Les seimes quartes attaquent plus
particulièrement le quartier interne des pieds
de devant, parce qu'il est le plus faible et conséquemment le plus exposé à ces sortes d'accidens. En général, les sabots arides, secs et
cassans sont très-sujets aux fissures de la muraille, qui se fendille continuellement. A peine
a-t-on fait disparaître une division, qu'il s'en

déclare de nouvelles ; et ce renouvellement a
lieu principalement dans les chevaux qui ont le
pied gras ou peu consistant, et que l'on conduit dans des contrées dont la température atmosphérique, étant beaucoup plus élevée, produit le desséchement, le retrait du tissu ongulé,
et dispose ainsi le sabot aux fissures (1). Cette
dernière circonstance, confirmée par l'expérience, explique pourquoi les seimes se manifestent en grand nombre dans les chevaux de
cavalerie qui font campagne ou de longues
routes pendant les fortes chaleurs de l'été, et
dans des contrées très-exposées aux ardeurs du
soleil.

Les altérations dont il est question ne reconnaissent pas toujours pour cause primitive
la mauvaise nature de l'ongle ou la conformation vicieuse du pied ; elles peuvent encore être
déterminées par des plaies à la couronne, ou
par des javarts mal guéris. La mauvaise habitude de certains ouvriers maréchaux de râper

____

(1) Plusieurs des vétérinaires qui suivirent, en 1798, l'ar-
mée française en Égypte m'assurèrent, à leur retour en
France, que les pieds des chevaux amenés d'Europe étaient
presque tous affectés de fissures, auxquelles on ne portait
remède que lorsque ces divisions étaient parvenues au vif

la paroi dispose aussi le pied aux fissures. Certaines seimes incomplètes et, pour ainsi dire, superficielles ne produisent nulle douleur, nul dérangement notable ; d'autres, profondes, parviennent jusqu'au vif, attaquent parfois l'os du pied, y impriment leurs traces et occasionent des claudications plus ou moins fortes.

Pour parvenir à faire disparaître ces divisions accidentelles et rétablir l'intégrité de la muraille, l'on est toujours obligé d'en venir à une opération chirurgicale, que l'on désigne sous le nom d'*opération de la seime*, et qui se pratique de deux manières : ou en faisant une simple brèche vers le biseau, ou bien en retranchant les deux bords de la fissure, depuis le haut jusqu'en bas. Le premier procédé, le plus simple, et que l'on désigne par le terme vulgaire d'*opération en sifflet*, consiste à faire une entaille en forme de V, dont la pointe inférieure est aiguë ou arrondie et répond à la fissure restante. On se sert à cet effet de rénettes droites et obliques, et l'on pousse la coupe plus ou moins avant, suivant la profondeur de la solution de continuité, qu'il s'agit de détruire par le moyen d'une régénération uniforme de corne. Pour obtenir cette régénération, il est essentiel de rénetter jusqu'à la disparition complète de la fissure, sur-tout vers le biseau, d'où doit procéder l'espèce d'avalure propre à consolider le sabot. En opérant de cette manière pour guérir la seime, l'on peut amincir la corne jusque tout près du vif ; mais il importe de ne pas aller au-delà : autrement, l'on produit une plaie susceptible de compressions, de cerises et autres accidens fâcheux. Ce mode opératoire ne peut conséquemment convenir que pour les fissures incomplètes et qui n'ont qu'une certaine profondeur. Lorsque la portion du sabot amincie conserve beaucoup de consistance, tout le pansement se borne à l'emploi d'un corps gras sur la partie et autour de la couronne : ces onctions, susceptibles d'empêcher la sécheresse de l'ongle et de favoriser l'accroissement de la nouvelle corne, doivent être continuées tous les jours, jusqu'à ce que le pied soit très-solide et presque rétabli dans son état naturel. Si l'on a poussé la brèche jusqu'auprès du vif, et que la couche de corne soit très-flexible, il faut ménager le pied et employer un petit appareil pour mettre la partie à l'abri du contact des corps extérieurs : l'on remplit la cavité avec des étoupes, dont les premières sont chargées d'axonge ou de toute autre substance graisseuse, et l'on maintient ces étoupes en place avec quelques tours de ligature passée sous les éponges du fer.

Quelques vétérinaires ne continuent pas l'entaille jusqu'au fond de la fissure : après avoir rénetté à une certaine profondeur, ils appliquent une pointe de feu sur le biseau, détruisent ainsi toute la solution de continuité, et excitent en même temps une bonne reproduction de corne. Dans ce cas, le sabot conserve toute sa solidité, et l'on n'a besoin d'aucun pansement; l'on se borne à faire quelques onctions, pour hâter, comme il a été dit, l'accroissement du nouvel ongle (1), et l'on peut faire travailler le cheval immédiatement, sans crainte d'accidens ultérieurs.

Ainsi que nous l'avons déjà fait remarquer, l'opération en sifflet n'est avantageuse pour les

(1) Les anciens hippiatres cautérisaient, ou plutôt, selon leur propre expression, *barraient* la scime par l'application de deux à trois S de feu, mis en travers et à un pouce environ de distance les uns des autres. Ce mode opératoire, si susceptible de produire l'inflammation du tissu réticulaire, ainsi que la détérioration du sabot, ne pouvait avoir d'efficacité qu'autant que la cautérisation supérieure se trouvait près du bourrelet et qu'elle détruisait la fissure à sa naissance. Depuis Lafosse, l'on a renoncé à cette pratique dangereuse, et qui n'est plus employée aujourd'hui que par quelques maréchaux ignorans.

seimes en pince qu'autant que ces fissures sont
incomplètes et presque superficielles; mais elle
convient parfaitement pour les seimes en quartier, lors même qu'elles sont profondes et qu'elles
vont jusqu'au tissu réticulaire. Dans cette dernière circonstance, il importe d'appliquer une
pointe de feu sur le biseau, afin de détruire
l'empreinte de la division qui pourrait exister
au bourrelet.

L'opération de la seime par retranchement
des deux bords de la division devient, dans
tous les cas, un moyen sûr de guérison, à
moins que le traitement de la maladie ne soit
commis en des mains tout-à-fait inhabiles. Ce
procédé opératoire, plus compliqué que le
premier, s'exécute de la même manière que
celui qui a été prescrit pour l'ablation du quartier dans le cas de javart encorné. On commence par faire les rénettures nécessaires,
après quoi on effectue l'enlèvement des deux
portions de corne désunies, et que l'on arrache
en même temps. Cette portion du sabot, étant
détachée, laisse à découvert une plaie, que l'on
débarrasse des fragmens de corne susceptibles
de produire des compressions, et l'on procède
immédiatement à l'application du premier appareil.

Avant d'entreprendre l'opération de la seime, il est essentiel de ferrer le pied, dans le but non-seulement d'assurer l'appareil, mais encore pour mettre le cheval en état de marcher et même de continuer son service après qu'il a été opéré. Le premier procédé opératoire n'exige qu'une ferrure ordinaire ; l'on aura seulement l'attention de faire garnir le fer dans les points correspondans à la division, comme aussi de tenir les branches minces et droites pour le passage de la ligature, s'il est nécessaire d'en employer. La seime existe-t-elle en pince, l'on abattra les talons, afin de reporter l'appui en arrière et de soulager la pince. Lorsque l'on est dans l'intention de faire l'ablation des deux bords de la fissure, il faut préparer et ajuster un fer sans crampons, et échancré sur le bord externe , à l'endroit correspondant au retranchement de l'ongle (*Pl.* III, *fig*. 26) ; sur chaque côté de l'entaille, on lève un pinçon, utile pour soutenir la partie de la muraille qui reste fixée au pied. Au lieu de fer échancré, l'on peut employer un fer mince et prolongé en pince, qui sera plus facile à exécuter et deviendra même plus avantageux.

L'opération en sifflet s'exécute sans qu'il

soit nécessaire de déferrer le pied; tandis que celle par retranchement des bords de la division requiert d'abord l'enlèvement du fer, que l'on rattache après l'extraction de la portion ongulée. Le fer étant replacé et fixé, comme il convient, l'on effectue le pansement avec des étoupes disposées d'avance, et dont les premières sont imbibées de vin tiède ou d'eau-de-vie étendue dans de l'eau. On place d'abord des tentes contre les bords de corne, et on les arrange de manière à ce qu'elles produisent une pression forte et parfaitement égale; on continue le pansement avec des bourdonnets et des plumasseaux, et l'on termine par l'application de la ligature, en croisant chaque tour, pour que l'appareil soit plus solidement fixé. Si le cheval opéré doit travailler, l'on consolidera les tours de bande avec un ou deux crochets postiches, qui auront été préparés d'avance pour cet usage. Ce premier appareil, étant disposé bien méthodiquement, peut demeurer en place jusqu'à ce que la plaie soit couverte d'une couche de corne. La formation de cette couche si avantageuse constitue une cicatrisation par première intention; elle s'annonce par la diminution de la douleur et de la chaleur qui existaient auparavant dans la partie malade; par l'appui, qui devient peu à peu plus franc, plus assuré; enfin, par l'état de l'appareil, qui demeure collé sur la plaie.

Les fissures occasionées et entretenues par des ulcères à la couronne se reproduisent presque toujours après qu'elles ont été opérées; leur guérison ne devient radicale qu'autant qu'on fait cesser la maladie essentielle, à laquelle il faut d'abord s'attacher.

§ 7. *Les excroissances cornées en dedans du sabot.*

Ces productions n'ont été observées jusqu'à présent qu'à la face interne de la muraille, où elles forment des protubérances inégales, plus ou moins grosses et prolongées, dont les unes sont irrégulièrement arrondies, tandis que d'autres s'alongent en colonne; celles-ci occupent parfois toute la hauteur de la muraille et s'étendent du biseau au bord plantaire. Ces sortes de tumeurs, généralement plus fréquentes dans les pieds antérieurs que dans les postérieurs, se manifestent en pince aussi bien qu'en quartiers, mais plus souvent au quartier interne; elles sont rares en mamelles et n'ont pas encore été remarquées en talons; elles peuvent exister avec ou sans altération extérieure, être simples ou compliquées de fissures, de carie de l'os du pied, etc., porter des cavités intérieures et être fistuleuses.

M. Vatel, professeur à l'École royale vétérinaire d'Alfort, a le mérite d'avoir, le premier, appelé l'attention sur ces hypertrophies, qu'il désigne sous le nom de *kéraphyllocèles*, et sur lesquelles il annonça, en 1825, une série d'observations pratiques (1). Dix de ces observations, publiées dans le *Recueil de médecine vétérinaire* (2), nous ont fourni les principaux matériaux d'après lesquels nous avons rédigé cet article. Les excroissances cornées, suites de seimes profondes ou de pressions exercées par des pinçons trop forts et trop serrés, étaient connues depuis long-temps, et l'on savait que le moyen curatif consistait uniquement dans l'enlèvement de la portion de muraille qui portait ces tumeurs; mais nous n'avions pas de notions particulières sur ces pousses en quartiers et en mamelles. En faisant connaître, d'après des faits exacts, ces productions morbides, en indiquant sur-tout les procédés à suivre pour

----

(1) *Rapport* des travaux scientifiques de l'École royale vétérinaire d'Alfort, 1825.

(2) N^{os}. de janvier et de février 1828.

parvenir à la découverte de celles qui sont latentes et ne s'annoncent par aucune lésion extérieure, M. Vatel a rendu un véritable service
à la médecine vétérinaire.

Le développement des pousses dont il s'agit
provient incontestablement d'une irritation spéciale du tissu réticulaire, foyer central de vitalité et de nutrition de la corne; mais la cause de
cette irritation, d'où résultent un changement
d'action de la partie offensée, et, par suite,
les divers phénomènes maladifs, n'est pas toujours appréciable. Si les seimes profondes, les
forts pinçons, même les mauvaises ferrures,
sont regardés comme susceptibles de produire
de tels changemens, plusieurs excroissances
cornées tiennent à des circonstances absolument
inconnues. En prenant de l'accroissement, les
tumeurs dépriment la chair cannelée, l'altèrent
insensiblement; elles s'enfoncent dans la substance même de l'os, et s'y forment des loges
particulières ; elles occasionent des boiteries
plus ou moins fortes, qui diminuent ou se dissipent momentanément par l'effet de l'assou-
plissement de l'ongle. La région où elles ont
leur siége est toujours plus chaude, plus douloureuse que le restant du sabot. Souvent il y a
gonflement à la couronne et parfois renverse-

ment en dedans de la partie du biseau qui correspond au mal. Dans quelques cas, le quartier
affecté se déprime, tandis que la pince semble
s'alonger. La plupart des excroissances sont
accompagnées de fissures internes, qui s'avancent plus ou moins dans l'épaisseur de la muraille et s'étendent suivant sa longueur.

Il est quelquefois très-difficile, même impossible, de s'assurer de l'existence des hypertrophies, qui ne se montrent, à l'extérieur, par aucun signe propre à les faire distinguer. Le plus
souvent, la douleur et la chaleur du sabot,
même la tuméfaction de la couronne, ne sont
ni assez prononcées, ni assez bornées pour
qu'il soit possible d'en tirer une induction sûre;
elles peuvent d'ailleurs annoncer une toute autre lésion que celle d'une tumeur cornée. Il faut
avoir recours au boutoir, parer le pied à fond
et y procéder avec la plus scrupuleuse attention. Toutes les fois que la tumeur se prolonge au bord inférieur de la muraille, on la
rencontre à une certaine profondeur; assez
souvent elle se fait sentir par une résistance
qu'elle présente au boutoir, et contre laquelle
l'opérateur est obligé d'employer plus de force.
Étant coupée au niveau des autres parties,
cette colonne cornée forme une petite surface

circonscrite, rayonnée et prolongée de la paroi dans la sole; d'autres fois, les premières apparences sont de petites fissures, qui laissent suinter une humeur noire ou sont desséchées : ces premiers indices de la maladie doivent déterminer à fouiller plus avant, et à faire les brèches nécessaires pour suivre la trace de l'excroissance, et en reconnaître la gravité. Si l'écoulement de l'humeur noire fournie par les premières fissures découvertes augmente à mesure que l'on abattra du pied, il y a certitude de kéraphyllocèle fistuleux, et l'on ne tarde pas à faire pénétrer la sonde dans sa cavité, qui renferme toujours une humeur noire très-fétide. La colonne qui ne porte pas de cavité intérieure offre un tissu serré, très-compacte, et se fait distinguer par une dureté particulière. Quant aux kéraphyllocèles incomplets et plus ou moins éloignés du bord plantaire de la paroi, nous ne connaissons encore aucun moyen de constater leur existence, à moins qu'ils ne finissent par produire des altérations extérieures, capables de les déceler.

Le traitement de la maladie dont il est question consiste uniquement dans le retranchement ou l'enlèvement de la portion du sabot à laquelle tient la bosse qui fait corps étranger,

L'opération dont il s'agit est absolument la même que pour la seime ; elle requiert l'ablation des deux côtés de la division, et les pansemens doivent avoir lieu suivant les mêmes principes. Après l'extirpation de la corne, et avant de procéder à l'application de l'appareil, l'on doit avoir la précaution de couper toutes les parties de chair noires et désorganisées, comme aussi de ruginer les caries osseuses. Toutes les fois que la plaie devient blafarde, bourgeonnée, et que les douleurs sont très-fortes, l'on doit présumer le développement d'une exfoliation de l'os ou quelques compressions partielles. On favorisera le travail de l'exfoliation par l'emploi de la teinture d'aloès ou d'autres substances plus actives. Si l'on veut hâter la chute de cette exfoliation, l'on pourra tenter d'ébranler, avec des pinces ou avec un autre instrument, la partie osseuse mortifiée ; mais cette manœuvre doit se faire avec une extrême délicatesse, parce qu'il est toujours très-dangereux d'irriter la partie. On fera cesser les compressions partielles par les moyens usités en pareils cas, et que nous avons indiqués dans plusieurs des articles précédens.

§ 8. *Le faux quartier.*

Ce titre s'applique à tout quartier du sabot altéré soit par des fissures plus ou moins profondes, soit par des aspérités qui présentent une certaine gravité; d'autres fois, par le défaut d'épaisseur ou de sécheresse de l'ongle, qui peut être cassant et comprimer le vif. Les diverses productions de corne qui se détachent et forment des avances irrégulières constituent également le faux quartier. Ce genre d'altération est naturel ou accidentel; dans le premier cas, il dépend de la mauvaise qualité de la corne du sabot et en est une suite inévitable et incurable. Le faux quartier est dit accidentel toutes les fois qu'il provient d'une cause indépendante de la nature de l'ongle : ainsi la fourbure, les javarts encornés, les fistules ou ulcères à la couronne et les mauvaises ferrures, peuvent occasioner l'accident et le rendre plus ou moins grave.

Le traitement du faux quartier varie suivant le degré où la détérioration se trouve portée; il consiste principalement dans l'usage bien raisonné de la ferrure, qui, étant mal combinée et mal pratiquée, aurait les résultats les plus fâcheux et aggraverait l'altération. Toutes les fois qu'il y a possibilité d'établir un point d'appui sur la fourchette, le faux quartier requiert un fer à planche, qui doit, suivant les cas, ou être raccourci de la branche du côté du mal, ou rester entier des deux branches; l'ajusture consistera toujours à faire porter la planche sur la fourchette et à soulager le quartier altéré, afin de lui laisser la liberté de se raffermir (*Pl.* III, *fig.* 20 et 22). Le faux quartier, qui est chassé par une avalure louable développée au biseau, nécessite de fréquentes ferrures, ainsi que l'application des corps gras ou autres substances capables d'entretenir la souplesse de l'ongle et d'en favoriser l'accroissement. Il importe aussi de tenir la corne amincie, afin d'empêcher les compressions, qui pourraient retarder ou contrarier la formation du nouveau quartier. Toutes les fois que, nonobstant les bonnes ferrures, le faux quartier continue à être douloureux et à faire boiter le cheval, il faut solliciter la régénération d'une bonne corne par tous les moyens possibles. Pour atteindre ce but, l'on commence par enlever toute la corne altérée et l'on amincit également tout le quartier; on pratique ensuite vers le biseau une entaille transversale de la longueur de l'avalure que l'on désire obtenir, on pousse la rénetture jusqu'auprès du vif sans cependant le découvrir (1), et l'on tient toute la partie opérée toujours enduite de corps gras ou enveloppée de substances de même nature. La reproduction de la nouvelle corne se montre-t-elle de bonne nature, il suffira de la favoriser, et le pied reprendra insensiblement son intégrité première. Parfois la maladie est portée à un tel degré, que les parties sous-jacentes se trouvent elles-mêmes altérées : il faut alors procéder à l'enlèvement de tout le quartier, opération qui s'exécute comme dans le cas de javart encorné et requiert les mêmes précautions et les mêmes soins. Comme nous l'avons dit précédemment, tout faux quartier dépendant de la mauvaise nature de l'ongle n'est pas susceptible de devenir bon ; quels que soient les moyens employés, il ne peut acquérir les qualités qui lui manquent.

§ 9. *L'avalure* (2).

L'avalure est la régénération apparente et

______

(1) Toutes les fois que le vif est à découvert, il survient des cerises ; les chairs se boursouflent, détachent la corne, et donnent lieu à différens accidens graves, tels que le javart cartilagineux.

(2) Expression dérivée *d'avaler*, terme de marine qui s

accidentelle d'une nouvelle corne dans une partie seulement ou dans toute l'étendue de la muraille ; régénération qui prend le plus ordinairement naissance au biseau, pousse, chasse l'ancienne corne et s'avale en descendant vers le bord inférieur de la paroi. Ce renouvellement corné se fait toujours remarquer par une bosse circulaire, et souvent par une dépression qui existe avec ou sans désunion. Lorsque l'avalure est générale et qu'elle embrasse toute la muraille, on dit que le cheval fait *pied neuf*, et il fait *quartier neuf* quand la descente ne se remarque qu'en quartier. Toutes les fois que l'avalure a lieu d'une manière régulière et qu'elle s'annonce avec des apparences favorables, on doit l'aider et en hâter la marche par les ferrures appropriées et souvent renouvelées, ainsi que par l'usage des corps gras.

§ 10. *La foulure des talons.*

Ce genre de lésion reconnaît pour causes les foulées répétées et trop long - temps continuées sur des terrains durs, raboteux, pierreux, et il se fait remarquer principalement

---

gnifie aller en descendant : ainsi l'on dit *l'aval* d'un bateau qui descend et suit le cours de la rivière.

dans les chevaux qui marchent sur les talons.
Les branches du fer trop fortes, trop longues
et mal ajustées, peuvent également produire
la foulure des talons.

Les contusions ou meurtrissures dont il s'agit
sont susceptibles, comme l'atteinte sourde,
d'occasioner de la douleur, de faire feindre ou
boiter l'animal, enfin de donner lieu à des altérations graves, telles que des javarts encornés.
Comme les talons exposés à être foulés sont
toujours bas et ordinairement accompagnés
d'une grosse fourchette, le fer à planche sera
le moyen thérapeutique le plus efficace pour
guérir et prévenir ces sortes de lésions. L'accident provient-il de la mauvaise ferrure, l'indication est de faire cesser la cause. Pour apaiser la douleur et déterminer la guérison de la
meurtrissure, l'on aura recours aux émolliens,
aux corps gras ou à tous autres moyens simples.

§ 11. *La fourchette échauffée.*

Altération légère, qui n'est dangereuse qu'autant que l'on n'y porte nulle attention et qu'on
laisse subsister la cause occasionelle. Ce genre
de lésion consiste dans le suintement d'une humeur puriforme, noirâtre, qui s'accumule,

séjourne dans le vide de la fourchette et peut produire différens ravages.

La fourchette devient échauffée lorsqu'en parant le pied on n'a pas soin de la débarrasser des productions surabondantes de corne, qui retiennent les matières irritantes dans le fond de sa cavité triangulaire ; elle le devient particulièrement par le séjour des pieds dans des lieux humides et malpropres, sur-tout dans l'urine et dans le fumier.

La première précaution à prendre dans le cas de fourchette échauffée, c'est de soustraire le pied à tout ce qui peut entretenir ou aggraver l'altération. On placera conséquemment le cheval dans un lieu sec, et l'on aura l'attention de ne pas laisser séjourner les pieds dans le crottin ou sur la litière chargée d'urine. Si l'altération est légère ou qu'elle ne fasse que commencer, il suffira de dégager du trop de corne le vide de la fourchette et de tenir la partie propre. Lorsqu'il y a nécessité d'arrêter les ravages déjà avancés, il faut commencer par déferrer le cheval ; l'on pare ensuite le pied et l'on abat assez de corne pour mettre bien à découvert les sinus où séjourne la matière, ainsi que les petites cavités d'où elle suinte ; l'on peut, après cela, bassiner la partie avec de l'eau fortement vinaigrée ou

chargée d'acétate de plomb liquide, et l'on reï-
tère ces lotions une ou deux fois par jour, jusqu'à ce que le suintement soit complétement
supprimé. Ce simple traitement suffit ordinairement et produit une prompte guérison. Si le
mal a fait certains progrès et que l'on ait à
craindre la dégénérescence en fourchette pourrie, il importe de redoubler de soins et de favoriser l'efficacité des moyens indiqués ci-dessus par une ferrure bien appropriée. On fera
usage d'un fer à lunette (*Pl*. III, *fig*. 10), ou
simplement à branches raccourcies, et l'on
abattra un peu les talons, afin qu'ils ne participent que légèrement à l'appui.

§ 12. *La fourchette pourrie.*

La fourchette pourrie est une suite de la
fourchette échauffée, dont elle ne diffère qu'en
ce que l'altération est portée à un degré bien
plus élevé. Ainsi que l'indique le titre même,
la maladie est caractérisée par une sorte de
pourriture qui s'établit à la fourchette; la corne
de celle-ci devient molle, filandreuse, peu co-
hérente, se détruit insensiblement jusqu'au vif,
laisse échapper une humeur noire, puriforme,
très-fétide, et dont l'odeur approche de celle du

fromage pourri. A une certaine époque, il s'établit dans la partie malade un prurit considérable, qui détermine le cheval à battre, à frapper fréquemment du pied contre terre.

La fourchette pourrie, n'étant qu'une dégénérescence de la fourchette échauffée, reconnaît absolument les mêmes causes, se traite de la même manière et avec les mêmes moyens. Elle exige seulement des soins plus longs, plus suivis, et l'usage indispensable d'un fer à lunette ou à branches raccourcies ; on peut aussi employer très-utilement des poudres dessiccatives propres à tarir l'écoulement de l'humeur ; quelquefois il convient d'avoir recours à l'application d'un petit appareil qui est à peu près le même que pour la dessolure, et qui consiste dans l'emploi d'étoupes et d'éclisses.

Cet appareil a l'avantage de mettre la fourchette à l'abri de l'abord des substances irritantes, et de maintenir en contact les poudres ou autres substances mises en usage. Lorsque les soins et les moyens ci-dessus indiqués deviennent inutiles et que la maladie continue à faire des progrès, l'on doit s'attendre à voir paraître le crapaud, affection que nous allons décrire.

§ 13. *Le crapaud et fic par des hippiatres.*

Cette affection se manifeste dans les lacunes de la fourchette, qui commence par être échauffée, devient ensuite pourrie, et prend enfin l'état d'un ulcère fétide, auquel on a donné le nom vulgaire de crapaud. Une fois établie, elle change, dénature le tissu des parties, fait des progrès lents, mais toujours croissans, à moins que l'on ne parvienne à l'arrêter dans sa marche et à en obtenir la disparition ; elle détermine la tuméfaction de la fourchette, dont la corne, d'abord molle et filandreuse, se charge peu à peu de végétations irrégulières, du fond desquelles suinte une humeur ichoreuse, noire et fétide. Le crapaud offre, en général, des caractères particuliers, qu'il serait difficile de bien définir ; il établit, entretient un travail spécial, transforme la corne du dessous du pied et les tissus sous-jacens en une substance spongieuse, comme inorganique, qui produit des racines intérieures, tandis qu'à l'extérieur elle donne lieu à diverses pousses fibreuses. Cette production morbide prend insensiblement de l'étendue, se propage de tous côtés, s'enfonce souvent, à travers les tendons fléchisseurs, jusqu'à l'os du pied, qu'elle altère plus ou moins profondément.

Les premiers symptômes de la maladie sont les mêmes que ceux de la fourchette pourrie, que l'on doit considérer comme étant passée à l'état de crapaud lorsque la fourchette se trouve tuméfiée ou prodigieusement déprimée; que sa corne, devenue molle et filandreuse, fournit des paquets fibreux et noirs; qu'enfin l'humeur excrétée offre une teinte noirâtre et une odeur fétide, qui n'est plus celle du fromage pourri. Parvenue à un certain degré, cette affection occasione la boiterie, qui augmente en raison des désordres, et elle contraint le cheval, lorsqu'il marche, à prendre son appui sur la pince. Au fur et à mesure qu'elle fait des progrès, elle détériore le pied et lui imprime toujours plus de volume. Ainsi les talons s'écartent et se dévient; la muraille se dilate, se renverse en dehors et se désunit en plusieurs endroits d'avec la sole; en même temps la corne de ces parties se dessèche, se fendille et s'altère de différentes manières. L'excrétion de l'humeur du crapaud augmente en proportion de ces changemens morbides, et il arrive une époque où le dessous du pied présente un aspect hideux et exhale une vapeur

infecte. Le son sourd que rend le sabot
quand il est frappé dénote le desséchement de
la paroi et sa désunion d'avec le tissu réticulaire. Lorsque la sole et la fourchette semblent
confondues et ne forment plus qu'une seule et
même production baveuse, que la peau du paturon offre des ulcérations, et que la claudication est extrême, l'on peut en inférer que le
crapaud a poussé de profondes racines, et qu'il
attaque ou les cartilages latéraux, ou le tendon
perforant, ou l'os du pied, ou toutes les parties en même temps.

Par suite de ses progrès, la maladie peut se
compliquer de poireaux, d'eaux aux jambes,
de javarts, donner lieu à des engorgemens
considérables, et entraîner la perte de l'animal. Dans quelques circonstances, l'affection
est consécutive aux eaux aux jambes, aux javarts tendineux, et à différens écoulemens
habituels (1).

Le développement du crapaud est toujours l'effet ou le résultat d'une irritation spéciale, que
l'on attribue le plus communément au séjour

____

(1) Chabert assurait que le crapaud pouvait être une
suite ou dégénérescence de la morve, ainsi que du farcin.
Nous n'avons jamais eu occasion de faire ces remarques.

16

des pieds dans l'urine, dans le fumier, dans les boues âcres. La matière purulente qu'on laisse accumuler dans le vide de la fourchette peut aussi donner lieu à l'ulcère dont il s'agit. Parfois l'affection s'établit sans causes bien connues, que l'on ne peut rapporter qu'à un vice intérieur, qu'à une disposition des parties à contracter ce genre d'altération. Cette dernière remarque, fortifiée par l'expérience, nous a toujours porté à reconnaître deux variétés de crapaud, l'une accidentelle et l'autre constitutionnelle; et cette distinction nous semble d'autant mieux fondée, que la maladie est toujours rebelle, souvent même incurable, dans les chevaux chez lesquels il existe une idiosyncrasie, soit innée, soit acquise.

En général, les sujets élevés dans des pâturages bas et aquatiques, ou qui habitent des écuries humides, dont le sol est continuellement mouillé et empreint d'urine, sont très-exposés à contracter le crapaud. Ces circonstances peuvent même faire naître en eux la disposition cancéreuse et imprimer à la maladie tous les caractères de malignité dont il a été question.

Le crapaud peut n'attaquer qu'un seul pied, se montrer dans plusieurs ou à tous les quatre

en même temps, comme aussi ne les affecter
que successivement l'un après l'autre ; mais
c'est toujours aux membres postérieurs qu'il se
manifeste en premier lieu, et il n'existe jamais
au même degré dans tous les membres : il y
en a toujours un plus gravement affecté que les
autres.

La maladie dont il s'agit est l'une des plus
opiniâtres et des plus désagréables ; Chabert,
dans ses leçons, la considérait comme une sorte
d'opprobre pour l'exercice de la chirurgie vétérinaire ; c'était, selon lui, un écueil contre
lequel échouaient tous les efforts de l'art. Différens essais, suivis avec soin, prouvent cependant que le crapaud non invétéré, ou entretenu
par une disposition quelconque, se guérit radicalement et sans récidive. Il n'en est pas de
même lorsque l'affection est ancienne, compliquée d'eaux aux jambes, de javarts ; qu'elle est
devenue une sorte d'émonctoire naturel, et
qu'elle a produit des désordres considérables :
dans tous ces cas, la cure est incertaine et très-
rarement ou presque jamais radicale. Si l'on
parvient à faire disparaître quelques-uns de ces
crapauds, on ne les guérit qu'en apparence ; ils
se montrent de nouveau au bout d'un certain
temps, se rétablissent avec plus d'intensité, ou

bien ils font naître des maladies plus fâcheuses, comme la morve, le farcin, etc.

Avant d'entreprendre le traitement d'un crapaud, et de faire subir au cheval une opération inévitable, il est prudent de prendre en considération toutes les circonstances susceptibles de compliquer la maladie et d'en empêcher la guérison ; il importe sur-tout de bien distinguer la nature de l'affection, de s'assurer si elle est curable, ou si elle est dans le cas de résister et de se rétablir. Le vétérinaire ne doit pas perdre de vue que, dans cette occasion comme dans bien d'autres semblables, toute entreprise inconsidérée de sa part tourne au détriment de sa réputation et lui fait souvent beaucoup de tort.

Lorsque l'état de l'ulcère laisse quelque espoir de guérison radicale, et que l'on est bien décidé à faire des tentatives pour parvenir à ce but, l'on doit commencer par disposer le cheval à subir l'opération dite *du crapaud,* et qui peut se pratiquer de plusieurs manières. Le procédé ancien, enseigné par Chabert, consiste à enlever toute la substance végétative, à exécuter successivement la dessolure, l'extirpation du coussinet plantaire, et à pousser le délabrement jusqu'aux extrémités de la substance végétative. L'expérience a prouvé que ce mode opératoire produit très-rarement des résultats avantageux; la plaie à laquelle il donne lieu se guérit d'autant plus difficilement qu'elle a plus d'étendue; assez souvent elle passe à l'état d'ulcère rebelle, dont on ne peut obtenir la cicatrisation; et lorsque la cure a lieu, elle n'est presque jamais radicale : la maladie se rétablit au bout d'un certain temps. L'opération du crapaud doit être simple, se borner à la section de la sole de corne détachée, et ensuite à l'amputation des parties filandreuses, fongueuses et sans vie.

Avant d'exécuter cette opération, qui peut se faire, l'animal restant debout, il est nécessaire de parer le pied bien à plat et même jusqu'à la rosée, de lui ajuster un fer à dessolure et de disposer des éclisses avec une traverse propre à maintenir l'étoupade. Ce fer, dont le modèle est représenté dans la *Pl.* III, *fig.* 21, doit être très-léger, très-dégagé, et porter quatre à cinq étampures; il faut aussi qu'il ait peu d'ajusture et de longues branches propres à faciliter le pansement. Dès qu'il est préparé, on l'attache au pied avec des clous à lame délicate, et on le laisse à demeure jusqu'au moment d'opérer l'animal. Quant aux éclisses, elles doivent être flexibles, au nombre de deux ou de trois, confectionnées de manière à former une plaque, qui s'engage sur le bord interne du fer, dérobe la sole ainsi que la fourchette, et fixe les étoupes. Pour compléter l'appareil, il faut encore disposer des étoupes en plumasseaux et en bourdonnets, se procurer, dans un vase, un peu d'eau-de-vie étendue dans de l'eau, et confier à un aide les instrumens nécessaires.

Tous les objets ci-dessus étant arrangés comme il vient d'être dit, le cheval étant abattu, ou bien, s'il n'est pas très-irritable, seulement fixé au mur, l'on détache le fer, l'on place une ligature dans le paturon, et l'on procède à l'opération de la manière que nous avons déjà indiquée. Il faut enlever en premier lieu la portion de la sole de corne déjà décollée, et la couper même un peu au-delà de sa désunion. Cette première manœuvre met à découvert toutes les parties fongueuses et filandreuses, que l'on ampute successivement avec une feuille de sauge bien tranchante ; après quoi, l'on procède au pansement.

Dans l'application de l'appareil, il faut constamment commencer par rattacher le fer ; après quoi, on couvre toute la surface de la plaie de plumasseaux imbibés d'eau-de-vie ou de

toute autre liqueur spiritueuse. On place d'a-
bord deux longs plumasseaux sur les côtés
de la fourchette, puis des petits sur les parties vives, et l'on remplit tous les vides du
pied avec d'autres plumasseaux secs, minces,
doux, parfaitement unis, bien gradués et rangés de manière à établir la pression la plus
uniforme possible. On fixe l'étoupade par le
moyen des éclisses et de la traverse, et l'on
termine ainsi ce premier pansement, qui ne
doit être suivi d'un second qu'au bout de trois
à quatre jours. A cette deuxième manœuvre et
lorsque les étoupes sont ôtées, la plaie se trouve
ordinairement blanchâtre, un peu bourgeonnée
et enduite d'une matière puriforme, que l'on
essuie bien doucement avec un peu d'étoupes ;
l'on enlève même la pellicule blanche qui peut
s'être formée, mais on doit le faire avec assez
de précaution pour éviter toute effusion de
sang. On couvre les points fongueux avec de
petits plumasseaux chargés d'égyptiac, tandis
que l'on n'en place que de secs par-tout ailleurs ; et l'on se dirige, quant au reste, de la
même manière que dans l'application du premier appareil.

Les pansemens suivans doivent se renouveler tous les jours, jusqu'à ce que la corne soit

bien formée et que les parties reprennent une consistance bien décidément louable ; à cette époque, ils doivent être moins fréquens et devenir toujours plus rares jusqu'à parfaite guérison. Ils exigent constamment les mêmes soins et les mêmes moyens que ceux que nous avons prescrits pour les deux premiers, et ils requièrent en outre certaines précautions particulières et subordonnées à l'état du mal. Chaque fois que l'on a découvert la plaie, l'on doit d'abord l'essuyer ; puis on procède, avec une feuille de sauge et bien doucement, à l'enlèvement des pellicules, résultats des escarres ; on enlève de même les petites couches de corne qui paraissent de mauvaise nature, se détachent facilement, sont peu adhérentes, et, pour ainsi dire, soulevées par la sérosité. On ne doit laisser subsister ces bourgeons cornés que lorsqu'ils sont minces, fermes ; qu'ils tiennent fortement aux chairs et dénotent une bonne régénération. Ainsi qu'il a été dit, les points fongueux doivent être couverts d'étoupes chargées d'égyptiac. Ces fongosités persistent-elles, on applique par-dessus une substance caustique d'autant plus forte qu'elles résistent davantage, et l'on emploie, dans ces circonstances, soit du sulfate de cuivre (vitriol bleu), soit de la

poudre de Rousseau ; ou bien l'on augmente
l'action de l'égyptiac par l'addition du deuto-
chlorure de mercure (sublimé corrosif). On
doit se conduire de même à l'égard de tous les
points d'où suinte une sérosité, et chercher
constamment à tarir ces sources morbides. Il
est nécessaire de persister dans l'usage bien
combiné de ces substances, jusqu'à ce que l'on
ait obtenu des chairs louables, capables de produire une heureuse cicatrisation. Quant aux
cerises, qui surviennent quelquefois et qui
sont presque toujours l'effet des pansemens
mal faits, sur-tout des compressions partielles
exercées trop fortement, elles doivent être
traitées et combattues d'après les principes développés dans les considérations générales sur
les maladies.

Lorsque le cheval se trouve atteint de plusieurs crapauds, on ne doit en opérer qu'un
seul à-la-fois, et attendre, avant de passer à
un second, que la suppuration soit louable et
peu considérable ; il faut aussi que la plaie
tende à une cicatrisation prochaine, et que l'a-
nimal puisse commencer à prendre un appui
assuré sur le pied opéré. La maladie, étant compliquée de javart cartilagineux, nécessite cons-

tamment deux opérations : celle du crapaud,
en premier lieu, et l'on ne procédera à l'ablation du fibro-cartilage ulcéré que lorsque la
plaie primitive sera en bonne voie de guérison.

Le procédé opératoire, dont la description
précède, ne devient efficace qu'autant que les
pansemens sont exécutés avec toutes les précautions requises, et que les pieds malades sont
constamment tenus à l'abri de l'humidité, sur-
tout de l'urine et du fumier. Une pression,
telle que nous l'avons indiquée, est la première condition à remplir, et sans laquelle la
guérison traîne en longueur ou devient impossible. Quant aux soins prescrits pour nettoyer
la plaie et pour la débarrasser des matières
étrangères ou nuisibles, comme les pellicules
des escarres et les couches de mauvaise corne,
cette manœuvre exige également de grandes
précautions ; elle doit s'exécuter de manière à
éviter toute effusion de sang et à produire le
moins d'irritation possible. Il convient aussi de
visiter fréquemment le cheval à l'écurie, afin
de voir si le pied malade ne séjourne pas dans
l'urine ou dans les excrémens que l'animal peut
avoir rendus, et que l'on aura le soin de faire
retirer hors de la litière.

Au fur et à mesure que la guérison avance, le pied reprend insensiblement sa forme naturelle ; les talons rentrent peu à peu, et finissent par revenir dans leur état primitif. Cette considération ne doit pas échapper au praticien ; elle indique la nécessité de resserrer les branches du fer, de manière à favoriser cette direction louable et à permettre le rapprochement des talons.

D'après les détails dans lesquels nous avons cru utile d'entrer, le traitement local du crapaud requiert d'abord l'opération chirurgicale, qui consiste à former une plaie parfaitement unie et égale par-tout ; il réclame, en second lieu, des pansemens méthodiques, dirigés de manière à conserver cette uniformité de la plaie, et à l'amener ainsi jusqu'à guérison parfaite. Cette dernière indication, si essentielle, s'obtient plutôt par des applications bien faites et par des pressions bien établies, que par l'emploi des caustiques pour détruire les exubérances diverses, et des stimulans pour solliciter la pousse de bonnes chairs.

Cette méthode curative, parfaitement bien raisonnée, et dont l'expérience a confirmé les avantages, n'est qu'une modification de celle qui a été décrite par Solleysel. Les excellens principes de cet auteur auraient dû être propagés et perfectionnés par nos Écoles vétérinaires. Il en fut autrement jusqu'en 1804, époque où M. Janné aîné, fils d'un ancien praticien, et alors élève à l'École d'Alfort, fit, en présence des professeurs et élèves de cet établissement, plusieurs applications successives et toutes heureuses du traitement que suivait son père pour guérir le crapaud, et qui différait peu de celui qui est développé dans *le Parfait Maréchal* de Solleysel. Des résultats aussi marqués ne pouvaient manquer d'exciter l'attention et de provoquer de nouveaux essais, qui, ayant été aussi heureux que ceux auxquels s'était livré l'élève Janné, nous déterminèrent à publier ce mode de procéder contre le crapaud, dont on peut espérer la guérison. Après avoir indiqué le manuel opératoire, en recommandant expressément de ne laisser subsister nulle cavité, Solleysel conseille l'emploi de deux sortes d'onguent, l'une propre à resserrer les chairs, et l'autre, susceptible de les manger, de les ronger. Nous croyons devoir transcrire ici la composition de ces médicamens, afin que les praticiens soient à même d'en faire des applications.

Formule pour l'onguent dessiccatif.

Prenez : Miel. . . . . 2 livres,
       Vert-de-gris (acétate de
       cuivre brut) en poudre
       très-fine. . . . . 6 onces,
       Couperose blanche (pro-
       to-sulfate de zinc) bien
       pilée. . . . . 6 onces,
       Litharge (oxide de plomb
       fondu) pilée très-fin. . . 4 onces,
       Arsenic en poudre très-
       fine. . . . . 2 gros;

mélangez le tout ensemble, et faites chauffer à petit feu, en remuant souvent, jusqu'à ce que la composition ait une certaine consistance.

Formule pour l'onguent caustique.

Prenez la moitié de la première composition, ajoutez 3 onces de très-bonne eau-forte (acide nitrique), et mêlez à froid le tout, que l'on conservera dans un pot de grès, pour être employé selon les indications.

On doit persister dans l'usage de l'onguent dessiccatif, tant que la plaie est de bonne nature, et recourir à l'onguent caustique pour repousser les excroissances qui viennent à se développer. L'essentiel, selon l'auteur, est d'établir, à chaque pansement, une bonne compression, et, pour me servir de ses propres expressions, de bien bander le tout avec des éclisses.

Solleysel se prononce, d'après sa propre expérience, contre la méthode par le feu ou par les caustiques. « Tout homme qui voudra, dit-» il, traiter un fic avec des cautères ou caus-» tiques violens n'en viendra jamais à son » honneur (1). » Il affirme que ces moyens ne procurent pas une guérison radicale et qu'ils rendent la maladie incurable.

Dans les sujets chez lesquels l'on remarque une disposition au crapaud, il importe de combattre cette idiosyncrasie. Il faut alors combiner le traitement local avec l'administration, à l'intérieur, de poudres diurétiques amères; il est nécessaire aussi, dans ces cas, d'établir des points de dérivation, afin de prévenir toute révulsion fâcheuse, par suite de l'application des topiques sur la partie malade. Pour rendre la cure plus complète et plus sûre, l'on pourra

____

(1) *Le Parfait Maréchal,* édition de 1775, Ire. partie, page 237.

terminer le traitement par un ou deux purgatifs, donnés en opiat et à quelques jours de distance l'un de l'autre.

Les détails dans lesquels nous sommes entré nous ont paru d'autant plus utiles, que les
vétérinaires ne sont pas tous d'accord sur la
préférence qu'ils doivent accorder, ou au procédé conseillé par Chabert et qui comprend l'a-
blation complète de toutes les productions vé-
gétatives du crapaud, ou bien à la méthode de
Solleysel, qui consiste à faire le moins de délabremens possible, à établir une plaie unie et
à entretenir cet état par une forte compression
bien méthodique. La première de ces méthodes
thérapeutiques nécessite de grands délabremens, donne lieu à des plaies plus ou moins
étendues, profondes, et qui se cicatrisent très-
difficilement. Le traitement est alors long, dispendieux et très-incertain ; la guérison, quand
on peut l'obtenir, n'est le plus souvent que
temporaire, et l'affection se rétablit au bout
d'un certain temps. Le procédé de Solleysel,
rajeuni en quelque sorte par MM. Janné père
et fils, n'a pas les graves inconvéniens du premier, et il produit dans tous les cas une guérison beaucoup plus sûre. Ce procédé, que nous
ne saurions trop recommander et qui consiste

essentiellement dans l'entretien d'une compression bien méthodique, a le double avantage de ne pas occasioner de douleurs particulières et d'amener une cicatrisation aussi prompte que possible. Nous ajouterons, sans crainte d'être démenti par l'expérience, que ce procédé est non-seulement le plus simple, le plus sûr, mais encore le plus rationnel et le moins coûteux.

§ 14. *Des bleimes.*

On désigne sous ce titre une altération, une meurtrissure établies à la sole des talons, et quelquefois à celle des quartiers, par suite de la marche sur des terrains durs et raboteux ; l'accident peut aussi provenir de mauvaises ferrures ou de conformation vicieuse des talons. Dans la circonstance de bleime, il s'établit d'abord dans la chair du pied une irritation légère, qui augmente progressivement tant que la partie reste exposée à l'action de la cause occasionelle. Cette irritation, parvenue à un certain degré, détermine de la douleur, et quelquefois une chaleur légère : elle donne lieu à une ecchymose dans le tissu de la corne, et finit souvent par faire naître un abcès qui, étant négligé, amène des ravages ultérieurs, tels que des javarts et la désunion de toute la sole.

La bleime, dit *Lafosse*, peut être naturelle ou accidentelle : dans le premier cas, elle est le partage et la suite des talons forts ; tandis qu'elle peut être produite accidentellement, surtout quand les talons sont bas, soit par la ferrure ou par tous autres corps étrangers, capables d'exercer une forte compression et de meurtrir le vif de cette partie de la sole (1).

On reconnaît communément trois variétés de bleimes, qui ne sont que des degrés différens de la même maladie, et que l'on distingue en *foulée*, en *sèche* et en *suppurée*. (a) La bleime foulée, la plus légère, marque le premier degré de l'altération ; elle consiste dans une simple foulure, qui ne laisse d'autre trace de son existence qu'une douleur vive et sourde ; (b) la bleime sèche, dans laquelle peut se montrer la même douleur, se distingue soit par des stries ou filets de sang desséché, soit par une

____

(1) Cette distinction n'est pas exacte ; toutes les bleimes sont constamment le résultat d'un accident extérieur. Lafosse aurait dû se borner à rapporter que certains pieds, tels que ceux à talons forts, sont plus exposés que d'autres à ces sortes d'altérations.

rougeur de même nature, qui se manifestent dans le tissu de la corne; (*c*) la suppurée, que l'on nomme aussi *bleime humide*, parce qu'elle donne toujours lieu à la formation d'une certaine quantité de matière purulente, réside sous la corne dans le tissu réticulaire, qui, étant meurtri, tombe en suppuration : cette bleime soulève l'ongle, fait quelquefois souffler la matière aux poils, donne lieu ou à des javarts encornés, ou au décollement d'une partie plus ou moins grande de la sole. Dans ces cas, elle nécessite le retranchement de la portion de corne détachée et peut rendre l'opération compliquée , suivant les lésions intérieures.

Les bleimes, portées à un certain degré, font feindre et plus ou moins boiter le cheval sans lésion apparente, à moins que l'accident ne soit ancien, qu'il n'ait produit la désunion d'une portion de l'ongle et que la matière ne souffle au dehors. Dans tous les cas, on s'assure de l'existence d'une bleime en parant à fond et jusqu'à la rosée; le mal devient visible, ou bien il s'annonce par une douleur vive dans le point où il subsiste. Si, avant de parer, l'on examine la branche du fer correspondante à la bleime, on la trouve souvent comme usée;

quelquefois aussi l'on rencontre des corps étrangers engagés entre le fer et la corne, ou bien des graviers enchâssés dans l'ongle.

Ainsi qu'il a été dit, la bleime se borne parfois à une meurtrissure avec ou sans épanchement de sang, ou bien elle est déterminée par la formation d'un foyer purulent ; elle suppose alors une plus ou moins grande portion de corne désunie d'avec le tissu réticulaire. Dans le premier cas, le traitement est simple ; il consiste à bien amincir la corne, sans cependant aller jusqu'au vif ; on applique ensuite sur le mal quelques plumasseaux, dont le premier est chargé de térébenthine ; l'on fixe le tout avec une bande, et, pour faciliter les pansemens, on attache un fer tronqué d'une seule ou des deux branches, suivant que la bleime réside d'un seul ou des deux côtés. On doit laisser le cheval en repos et panser le pied tous les jours, jusqu'à ce que la douleur soit complétement dissipée, qu'il n'y ait plus de trace de bleime, et que la corne ait acquis une certaine force. Avant de faire travailler l'animal, on le ferre à demeure, soit avec un fer couvert en mamelles et en éponges, soit avec un fer à planche, qui est beaucoup plus convenable, mais qui ne doit être employé qu'autant que la fourchette peut fournir un point d'appui.

Toutes les fois qu'il y a foyer purulent et dé-sunion d'une portion de l'ongle, l'on doit se hâ-ter de faire brèche, d'enlever toute la partie de sabot désunie, de couper les chairs baveuses, désorganisées, et de faire une opération d'au-tant plus compliquée, que le mal a fait plus de ravages. Souvent l'on peut se borner à détruire une partie de la sole, d'autres fois il est indis-pensable de l'enlever tout entière; il peut ar-river aussi que le mal nécessite en même temps la dessolure, l'enlèvement du quartier, et même l'extirpation du cartilage latéral. Dans cette dernière circonstance, le pied est fort long-temps à guérir; il exige des soins très-suivis et sur-tout bien entendus : la plaie qui en ré--sulte doit être gouvernée de la manière que nous l'avons indiqué à l'article du *Javart en--corné*.

§ 15. *Les cerises.*

Petites excroissances charnues, hémisphéri-ques, dont la couleur rouge et la forme ronde les ont fait comparer au fruit, duquel elles por--tent le nom. Elles surviennent dans les parties où le vif est à découvert, deviennent plus ou moins grosses et multipliées, sont le produit d'un travail particulier ; et elles dépendent le plus ordinairement des pansemens mal faits et des compressions exercées par la corne au bord ou au pourtour des plaies. Comme ces bourgeons dénotent toujours un état contraire à la cicatrisation, l'on doit employer tous les moyens propres à les prévenir et à les détruire. Lorsque les cerises sont légères et situées dans le milieu des plaies d'une bonne nature, on les fait disparaître par une forte compression que l'on établit par-dessus : ont-elles de l'étendue et une certaine grosseur, il faut les enlever avec un instrument tranchant. Celles qui se remarquent dans les plaies livides ou noirâtres, et qui sont presque toujours bourgeonnées malgré les soins que l'on apporte, peuvent être combattues avec des substances caustiques, telles que la poudre du frère Côme, l'égyptiac, certains oxides métalliques, etc. Toutes les cerises dépendantes d'une fistule, d'une carie, d'un pincement exercé par la corne, se renouvellent continuellement et ne se guérissent radicalement qu'autant que l'on détruit la cause occasionelle.

§ 16. *L'oignon.*

On donne ce nom à une exubérance, en général peu saillante, qui se remarque dans la
sole des quartiers et ne survient que très-rarement aux pieds de derrière. Cette bosse, toujours due à une saillie ou tumeur de la face inférieure de l'os du pied, est le plus souvent
déterminée par la mauvaise ferrure, qui renverse insensiblement le bord inférieur du dernier phalangien et rend sa face plantaire bombée dans le point où existe l'oignon. L'altération
peut aussi provenir des suites d'une marche
forcée sur des terrains durs, raboteux ou caillouteux; circonstance qui établit et entretient
une irritation dans le vif, rend la sole battue et
fait naître l'oignon.

La ferrure peut seule remédier à cette affection, prévenir les accidens ultérieurs, tels que
la bleime suppurée, le javart encorné ou cartilagineux, la fourbure, et mettre le cheval dans
le cas de marcher avec assurance ; elle doit être
combinée de manière à ce que la partie malade
se trouve à couvert et à l'abri des compressions
diverses, suites des foulées continuelles. Ici
l'on doit parer et ferrer suivant les mêmes
principes que pour le pied comble ; l'on emploie

(263)

un fer dont la branche, un peu tronquée, est
assez large en dedans, et porte assez d'ajusture
pour couvrir l'oignon. Souvent l'altération est
compliquée d'autres accidens, et requiert un
fer couvert à bords renversés. (*Pl.* III, *fig.* 3,
4, 23 et 24.)

§ 17. *La sole baveuse.*

État de mollesse plus ou moins grande qu'offre la corne de cette région du dessous du pied ;
altération rare, qui survient plus particulièrement dans les pieds faibles, plats, combles et évasés, qui présente souvent des lambeaux séparés
par des enfoncemens irréguliers, et qui donne
lieu aux bleimes et aux oignons. La ferrure est
encore le seul moyen capable de remédier à ces
effets fâcheux, en préservant la sole baveuse des
compressions douloureuses ; c'est ce que l'on
obtient par l'application d'un fer léger et suffisamment couvert.

§ 18. *La sole battue* (1).

On appelle ainsi une altération parfaitement
analogue à la bleime sèche, de laquelle elle ne
diffère que par son étendue. Ces deux affections,

____

(1) Vulgairement, mais rarement, *solbature*

presque identiques, reconnaissent à-peu-près les mêmes causes et requièrent les mêmes moyens curatifs. La sole peut être *battue*, 1°. par un fer qui, étant mal attaché, fait ressort, bat le pied, y imprime, y entretient une irritation d'où résultent divers accidens ultérieurs, tels que les bleimes, l'oignon, les javarts encornés, et même la fourbure ; 2°. par un corps étranger engagé entre le fer et la corne. Dans cette dernière circonstance, le cheval, marchant sur un terrain dur et caillouteux, reçoit à chaque foulée sur le sol une impression, qui est transmise à la partie vive du pied par le moyen du corps retenu sous le fer.

Le premier moyen curatif à employer est de faire cesser la cause occasionelle ; l'on pare ensuite le pied, l'on calme la douleur par des cataplasmes émolliens; et s'il y a beaucoup de chaleur, il est plus convenable de faire usage de diverses substances astringentes, comme la suie de cheminée, le sulfate de fer, le vinaigre, etc., afin de prévenir la fourbure.

§ 19. *La sole foulée.*

La sole foulée est un même genre de lésion que la bleime sèche, que les talons foulés et la sole battue ; elle reconnaît, comme ces altérations,

une irritation primitive, établie dans le tissu réticulaire par suite de marches pénibles et trop
long-temps soutenues sur le pavé ou sur des terrains durs et caillouteux. Elle survient presque
toujours dans la sole des quartiers, rarement
dans celle de la pince, produit plus ou moins de
douleur, et ce genre de lésion a lieu par suite de
ce que le cheval allant pieds nus, le bord de la
paroi s'éclate, s'use et se détruit au point que
l'appui se fait sur la sole, qui reçoit alors toutes
les impressions des corps durs sur lesquels marche l'animal.

La sole foulée peut avoir les mêmes résultats
que la sole battue ; elle exige les mêmes soins et
la même ferrure, qui consiste à parer comme
dans le cas du pied dérobé, et à appliquer un
fer léger suffisamment couvert, susceptible de
garantir la sole et de la mettre à l'abri des foulées sur des corps durs.

§ 20. *Les piqûres et autres accidens du même
genre.*

Ces sortes d'accidens, fréquens et toujours
déterminés par des corps aigus ou tranchans
sur lesquels le cheval pose son pied, établissent
des lésions différentes, suivant la forme du
corps vulnérant, suivant la direction qu'il tient,

selon la force avec laquelle il pénètre et selon
la partie de la sole qu'il intéresse.

Les blessures dont il s'agit sont les résultats des
clous de rue, des *chicots* et des *tessons divers*.

1°. On nomme *clou de rue* un clou quel
conque ou autre corps métallique alongé, que
le cheval s'enfonce dans le pied, et qui, parvenu jusqu'au tissu réticulaire, donne lieu aux
désordres ci-dessus signalés. Ce clou, insinué
dans l'ongle, peut ressortir immédiatement ou
y rester implanté en totalité ou seulement en
partie ; il peut de même arriver de prime abord
au vif, ou ne l'atteindre qu'au bout d'un certain temps et que par suite de foulées sur le sol,
qui le poussent toujours plus avant. Comme
la boiterie est le seul indice propre à déceler
l'accident, et qu'elle n'a lieu qu'autant que le
tissu sous-ongulé se trouve offensé, certains
clous de rue peuvent exister sans que l'on
s'en doute. Tous ceux qui arrivent subitement
au vif produisent immédiatement la boiterie, dont l'intensité est toujours en raison
de l'irritation imprimée ; ils déterminent souvent un foyer purulent qui, étant négligé ou
abandonné à la nature, devient ulcéreux, soulève la sole ainsi que la fourchette, fait souffler la matière aux poils, et donne lieu à diffé-

rens désordres. Le clou de rue peut être léger
ou pénétrant, simple ou grave; il est situé ou
en talons, ou dans la sole, ou dans la fourchette, ou bien il occupe l'une des lacunes du
dessous du pied. Il est dit léger toutes les fois
qu'il est uni et qu'il ne fait qu'atteindre le vif;
on le nomme pénétrant lorsqu'il parvient à
une certaine profondeur. Tout clou bien pointu
et sans aspérités produit ordinairement des piqûres simples, à moins que par son séjour il ne
donne lieu à des ravages ultérieurs; l'affection
devient grave lorsque la douleur est vive, ou
que le mal est profond et étendu.

Les clous de rue, à pointe mousse, recour-
bée, garnie d'aspérités ou divisée en lames,
sont ordinairement graves et d'autant plus dangereux qu'ils pénètrent plus profondément et
qu'ils restent plus long-temps à demeure; ils
produisent des piqûres avec contusion, et ils
sont sur-tout à craindre lorsqu'étant introduits
à la pointe de la fourchette, ils traversent le
coussinet plantaire, le tendon perforant, et
qu'ils vont s'implanter dans le petit sésamoïde,
ou même dans l'os du pied. L'accident est alors
porté à un très-haut degré de gravité; il cause
une douleur extrême, contraint le cheval à tenir le pied en l'air; et l'ouverture de la cou-

lisse sésamoïdienne donne lieu à un épanchement de synovie.

En général, les clous de rue sont bien moins
dangereux dans les talons que dans la sole ou
dans la pointe de la fourchette : ils traversent
quelquefois ces premières régions et ressortent
dans le pli du paturon, sans qu'il en résulte des
suites fâcheuses.

2°. On entend par chicot un morceau de bois
pointu, qui s'insinue dans le pied comme le clou
de rue, agit à peu près de la même manière, et
peut occasioner les mêmes accidens. Les chevaux
de chasse sont les plus exposés à être atteints
par des chicots, dont un morceau ou un éclat
reste souvent enfoncé dans le pied, où il entretient une irritation persistante et qui va toujours
en augmentant. Par leur nature, ces corps produisent toujours des piqûres contuses, dont les
suites sont d'autant plus dangereuses que l'on
apporte plus de négligence à soigner le pied
malade, et qu'on laisse subsister plus long-
temps dans l'intérieur quelques éclats ou portions de ces corps.

On peut établir à peu près les mêmes variétés de chicots que de clous de rue, faire les
mêmes distinctions et les mêmes observations
pour les uns que pour les autres.

5°. Les tessons de verre ou d'autres matières de cette sorte, tels que les silex aigus ou tranchans, produisent des lésions, peu différentes de celles qui sont occasionées par les chicots et par les clous de rue. Suivant leur forme et la force avec laquelle ils sont introduits, ces tessons déterminent des piqûres ou des plaies simples ou contuses, légères ou pénétrantes.

Les accidens dont il s'agit s'annoncent, tant par la claudication et par la douleur qu'ils impriment, que par les désordres auxquels ils donnent lieu. Quand ils sont légers, ils font feindre ou boiter le cheval, le plus souvent sans apparence extérieure de lésion, à moins que le corps vulnérant ne soit encore implanté dans le pied, ou que la blessure qu'il a faite n'ait une certaine grandeur. Lorsqu'il y a formation d'un abcès sous l'ongle, ou que la matière purulente est retenue dans l'intérieur, le pied est alors douloureux et chaud; quelquefois même il y a boursouflement, soit de la sole, soit de la fourchette, soit des talons, ou bien de ces trois régions en même temps. Les piqûres et exfoliations des tendons occasionent ordinairement un grand engorgement, beaucoup de douleur, et souvent la fièvre locale : si l'expansion du tendon perforant a été traversée par le

clou, il y a écoulement de synovie qui entretient la fistule et la boiterie. Toutes les fois
que le corps étranger a offensé l'un des os du
pied, cet état de gravité se distingue par la
douleur vive et permanente, par la rétraction
très-forte dans laquelle l'animal tient constamment le pied malade, sans pouvoir prendre
dessus le moindre appui ; il se reconnaît d'une
manière plus précise par le moyen de la sonde
que l'on introduit dans la piqûre, et à l'aide
de laquelle l'on s'assure que le fond de la plaie
est formé par l'os.

On reconnaît l'existence et la présence des
clous de rue ou des chicots, en faisant lever le
pied et en le nettoyant avec précaution ; si le
corps est dérobé dans la corne, et que sa trace
soit peu apparente, il faut déferrer le cheval
et parer le pied même jusqu'à fond, non-seulement pour trouver le corps étranger et l'extraire, mais encore pour connaître sa route,
sa direction, juger de la gravité du mal, ainsi
que des moyens à employer pour le guérir.
Quant aux tessons, ils restent rarement im-
plantés dans les pieds ; mais ils peuvent y laisser quelques petits éclats qu'il est nécessaire de
retirer d'une manière quelconque, car leur séjour est toujours pernicieux.

Le traitement des accidens dont il vient d'être parlé varie suivant le siége, la profondeur, la nature et l'étendue du mal. Lorsque le corps vulnérant borne son action à la corne, il peut entamer, détruire plus ou moins cette substance sans causer nulle douleur, nul dérangement apparent dans l'assurance de l'appui : de même, lorsqu'il ne va pas au-delà du tissu réticulaire ou qu'il se borne au coussinet plantaire, et que, d'après sa forme aiguë ou tranchante, il ne fait, pour ainsi dire, que diviser les fibres sans produire de déchirement et sans séjourner, l'accident n'a aucun résultat fâcheux, et il se dissipe de lui-même. L'expérience journalière prouve qu'un clou bien affilé, qui ne pénètre pas jusqu'à l'os ou jusqu'au tendon, et qui est arraché presque aussitôt après son intromission dans le pied, n'occasione aucun ravage, et que la plaie qu'il forme se cicatrise par première intention ou sans suppuration.

Tous les clous de rue ou chicots qui produisent des piqûres contuses et entretiennent la claudication ; ceux qui séjournent quelque temps, en partie ou en totalité, dans le pied ; tous ceux enfin qui ont donné lieu à un abcès intérieur, requièrent l'opération dite *du clou de rue*, laquelle consiste à amputer toutes les parties contuses et déchirées, et à établir une plaie simple. Cette opération, constamment subordonnée à l'étendue et à la nature du mal, peut être simple ou grave. Dans le premier cas, elle nécessite peu de délabremens, se borne à pratiquer une ouverture infundibuliforme plus ou moins grande, qui suit la direction de la piqûre et en met le fond à découvert. Ce premier mode opératoire convient pour les clous de rue récens et peu pénétrans, dont un morceau peut être resté dans le pied, ou qui, quoique complétement extraits, ont donné lieu à un petit foyer purulent et font boiter l'animal. Il peut s'exécuter à toute heure de la journée, sans qu'il soit besoin d'y disposer le cheval; il suffit seulement de parer le pied à fond, de bien amincir la corne, sur-tout au pourtour de la piqûre; après quoi, l'on procède à l'opération, d'abord avec le boutoir ou avec la rénette double, et ensuite avec la feuille de sauge, dont on se sert pour couper les chairs; on applique un fer léger et dégagé; l'on panse avec des étoupes imbibées d'eau-de-vie, et que l'on maintient en place avec des éclisses; si la plaie est en talons, on raccourcit les branches du fer, et l'on applique un petit appareil, que l'on fixe avec une bande, et souvent avec des éclisses en même temps. Lorsque le fer et les éclisses sont convenablement disposés, le cheval peut travailler pendant le temps de la guérison, pourvu qu'il ne marche pas continuellement sur des cailloux ou sur des chemins pavés. Au bout de quelques pansemens, que l'on exécute avec la même précaution que le premier, et seulement avec des étoupes sèches, la cicatrisation se complète et l'ongle reprend bientôt la consistance nécessaire.

L'opération du clou de rue devient grave toutes les fois qu'il y a nécessité d'enlever une grande partie de l'ongle ainsi que des chairs, et de faire une plaie d'une certaine étendue. Ces délabremens sont constamment prescrits, soit par la désunion d'une portion ou de la totalité de la sole et de la fourchette, soit par une désorganisation plus ou moins avancée des tissus intérieurs. Les désordres dont il s'agit proviennent de la matière purulente, qui n'a pu se faire jour; ils rendent le pied chaud et doulou_reux, et leurs progrès sont rapides, si l'on ne se hâte de faire brèche et de donner issue au pus. Lorsque, par suite de clous de rue, de chicots ou de tessons, le mal est parvenu à un tel degré d'intensité qu'il exige une opération grave, l'on ne doit y procéder qu'avec quelques précautions préliminaires, utiles pour avancer la guérison, et sur-tout pour éviter les accidens fâcheux. Si le cheval est jeune, vif et sur-tout très-irritable, il est prudent de le disposer à subir l'opération, en le tenant au régime délayant pendant un ou deux jours, si cela est possible, et en lui faisant une saignée ; il convient aussi d'employer pour la partie malade les bains d'eau tiède et les cataplasmes émolliens. Ces précautions sont inutiles pour les chevaux lourds, et en général pour tous ceux qui sont peu sensibles et dans lesquels l'on n'a pas à craindre une fièvre d'irritation. Au reste, quel que soit le tempérament du sujet, ainsi que la gravité de l'opération à faire, l'on doit toujours préparer le pied d'avance, le parer bien à fond et lui ajuster un fer dit *à dessolure*. Ce fer, léger, très-dégagé et portant quatre à cinq étampures (*Pl.* III, *fig.* 21), doit avoir peu d'ajusture et de longues branches propres à favoriser le pansement. On confectionne ensuite des éclisses en bois et une traverse aussi de bois ou de fer ; on se procure les substances médicamenteuses, les plumasseaux, tentes et bourdonnets dont on présume avoir besoin : toutes ces dispositions prises, et l'animal restant debout, autant que cela est possible, l'on place une ligature dans le paturon, l'on défait le fer s'il a été attaché, et l'on procède à l'opération comme il suit. On commence par enlever, soit avec la feuille de sauge, soit avec le boutoir, toute la corne détachée, que l'on coupe toujours un peu au-delà de sa désunion; cette première manœuvre facilite l'amputation de toutes les chairs altérées, que l'on emporte avec la feuille de sauge. L'opération terminée, l'on couvre la plaie d'un peu d'étoupe, et l'on rattache promptement le fer avec des clous à lame délicate; le pansement se fait de la même manière qu'à la suite du premier mode opératoire : après l'étoupade, l'on applique les éclisses ainsi que la traverse, l'on défait la ligature du paturon, et l'on abandonne le pied. Les soins subséquens sont les mêmes que pour le javart encorné, les mêmes que ceux qui ont été prescrits dans les considérations générales sur les maladies du pied.

Les clous ou chicots situés à la sole de la pince ou des mamelles vont quelquefois jusqu'à l'os du pied, qu'ils pénètrent et dans lequel ils laissent souvent quelques parcelles implantées. Cette circonstance exige, outre l'opération précédente, de parvenir jusqu'à l'os, de mettre à nu le pourtour de la piqûre, d'extraire les parcelles étrangères et de ruginer la place qu'elles ont occupée ; après quoi, l'on procède à l'application de l'appareil, et l'on se gouverne comme il vient d'être dit ci-dessus. C'est ici le cas de savoir appliquer les principes que nous avons exposés en parlant de l'exfoliation des os ; on doit gouverner la plaie de manière à ce que la portion d'os nécrosée ne demeure pas enchatonnée dans les chairs, et pour cela il faut lui tenir une ouverture libre jusqu'après sa chute et son expulsion complète. Cette portion d'os exfoliée est un véritable corps étranger, dont la présence dans l'intérieur des chairs est toujours pernicieuse ; elle occasione constamment de nouveaux désordres, et produit quelquefois les plus grands ravages (1).

---

(1) En 1812, je fus appelé à Paris pour donner mon avis sur un mal de pied dont était atteint un cheval de selle appartenant à M. D. L'animal, qui avait été opéré d'un clou de rue, était en traitement depuis environ deux mois : la sole, considérablement boursouflée, présentait à l'un des quartiers une fistule d'où sortait une matière puriforme, épaisse et sanguinolente. Je conseillai une nouvelle opération, le propriétaire y consentit et me pria de l'exécuter. Après avoir enlevé la sole et toutes les chairs boursouflées, je découvris une exfoliation ayant le volume et la forme

Lorsque la sole se trouve soulevée en plus grande partie par la matière, il faut disposer le pied à la dessolure et à l'enlèvement de toute la partie. Il convient, à cet effet, de commencer par parer à plat, amincir un peu la sole et la fourchette, en ayant la précaution de ne pas trop les affaiblir ; après quoi, l'on continue à abattre le bord de la paroi jusqu'à la rosée ; l'on termine cette manœuvre préparatoire en détruisant complétement les deux arcs-boutans. Le pied ainsi disposé, l'on confectionne un fer à dessolure, tel qu'il a été dit précédemment (*Pl.* III, *fig.* 21), et on l'attache avec des clous à lame délicate. Après s'être procuré tous les autres objets de pansement, tels qu'éclisses, traverses, plumasseaux, etc., ainsi que de l'eau-de-vie étendue dans une certaine quantité d'eau, l'on abat le cheval, ou bien on le fixe debout,

---

d'un haricot, et présentant dans son milieu une petite cavité noirâtre, qui était bien évidemment la trace de la pointe du clou. Avec des soins et des pansemens suivis, le cheval guérit en quinze jours et fut, au bout d'environ trois semaines, dans le cas de reprendre son service ordinaire. Les faits de cette sorte ne sont pas rares ; je ne cite celui-ci que pour mieux faire sentir l'importance de ne pas laisser dans l'intérieur des chairs les exfoliations tant des os que des tendons

ce qui est préférable ; on déferre et on procède à la dessolure. L'opérateur s'arme d'une feuille de sauge, avec laquelle il désunit complétement la sole d'avec le bord inférieur de la paroi (1). S'étant ensuite muni d'un élévatoire ou simplement d'un rogne-pied, il le pousse, l'engage sous la sole de pince, qu'il tâche de soulever, en prenant un point d'appui sur le bord de la muraille : lorsqu'il est parvenu à en désunir une certaine portion, il l'élève le plus qu'il est possible, afin de la faire saisir avec les tricoises, qui doivent toujours être confiées à un aide habile et capable d'en faire l'usage convenable. Cet aide renverse et tire en arrière la corne qu'il tient avec les tricoises ; dans cette action, il doit agir avec une force toujours soutenue, tirer alternativement de côté et d'autre, jusqu'à ce que toute la plaque soit enlevée. L'opérateur facilite cette extraction de la sole et de la fourchette avec son élévatoire, ou avec une feuille de sauge double, dont il se sert pour couper les divers lambeaux de corne qui se séparent de la plaque arrachée et restent

____

(1) Pour opérer cette désunion, quelques praticiens conseillent la rénette, qui fait des plaies contuses et aggrave les douleurs

fixés à la chair du pied. Cette manœuvre terminée, l'on coupe tous les lambeaux et les petites
portions de corne qui font saillie, et l'on rend
la plaie le plus uniforme possible. La dessolure,
pratiquée à la suite des clous de rue, s'exécute
toujours avec facilité, parce que la corne,
déjà désunie par la matière, s'enlève pour ainsi
dire d'elle-même. La sole étant extirpée, l'on
coupe les parties altérées et l'on termine ainsi
l'opération, qui doit être immédiatement suivie de l'application du fer et de l'appareil, à laquelle application l'on procède comme il a déjà
été expliqué.

Les clous de rue qui pénétrent jusque dans le
tendon perforant, et ceux qui vont jusqu'au petit
sésamoïde, nécessitent non-seulement la dessolure, mais encore l'extirpation totale ou partielle du coussinet plantaire (corps pyramidal).
Dans le premier cas, cette extirpation, toujours
précédée de la dessolure, est facile à exécuter,
et l'on y procède de la manière suivante. L'o-
pérateur, tenant à pleine main une feuille de
sauge double, l'enfonce dans la base du coussinet plantaire, qu'il coupe en travers, et dont il
exécute la désunion d'avec la peau, qu'il cherche
à ménager le plus possible. Dans cette manœuvre, il doit toujours être le maître de son ins-

trument , et se méfier des mouvemens que peut faire l'animal. Cette désunion opérée, il incise le coussinet sur le côté qui se trouve supérieur ; il le saisit ensuite avec une érigne, le tire en bas ou en arrière suivant le point où est implantée l'érigne : en le renversant ainsi , il a la facilité d'agir avec sa feuille de sauge qui lui sert à inciser , jusqu'à ce que le corps soit entièrement détaché des parties auxquelles il est accolé. Cette extirpation terminée , il met bien à découvert l'expansion du tendon perforant , afin de voir la lésion dont il peut être atteint et juger de sa gravité. Si ce tendon n'a été offensé que légèrement, il suffit d'enlever les bords filandreux du point altéré et de faire une entaille unie. S'il a été complétement traversé, l'on agrandit un peu l'ouverture, que l'on soigne comme dans le cas précédent ; et si le clou a atteint le petit sésamoïde, l'on peut faire au même tendon une incision longitudinale , afin de mieux voir l'endroit où le clou a pénétré et pouvoir ruginer avec facilité.

Le fond de la piqûre étant ainsi mis à découvert, l'on s'assure s'il reste encore dans l'os quelques parcelles du corps vulnérant ; on les retire et l'on termine par ruginer le point altéré. Pour l'appareil et les pansemens, on se

gouverne comme dans les circonstances précédentes ; mais l'on a de plus à craindre l'exfoliation du tendon , qui peut avoir les mêmes suites
que celle de l'os du pied.

L'extirpation partielle du coussinet plantaire
est la plus usitée, et l'on doit la préférer autant que les circonstances peuvent le permettre.
Elle suffit même dans le cas de clou de rue pénétrant jusqu'au petit sésamoïde, et elle a l'a-
vantage de simplifier l'opération, de rendre la
cure moins longue, et de ne pas donner lieu au
rapprochement trop fort des talons. L'extirpation complète du coussinet plantaire, laissant
une sorte de vide , amène ordinairement ce
dernier résultat, que l'on ne peut empêcher
même par des clous brochés en talons , comme
le prétendent quelques praticiens. Ainsi, il est
toujours avantageux de ménager la base de ce
corps, afin de pouvoir tenir les talons écartés
et prévenir leur resserrement, qui rend quelquefois le pied douloureux et fait boiter le cheval. D'ailleurs, l'amputation seulement de la
partie antérieure du coussinet plantaire est
presque toujours suffisante pour suivre la trace
du clou pénétrant même jusqu'à l'os petit sésamoïde. L'extirpation de ce corps en entier ne
peut donc être nécessitée que lorsque sa subs-

tance est altérée et désorganisée en majeure partie.

Toutes les variétés de clous de rue peuvent être opérées, d'après l'un des quatre procédés que je viens d'exposer. Toutes se réduisent, soit à une simple ouverture infundibuliforme prolongée jusqu'au fond de la piqûre ; soit à l'enlèvement de la corne désunie et à l'amputation des chairs contuses ou désorganisées ; soit à la dessolure, qui laisse à découvert toutes les parties altérées et que l'on emporte ; soit enfin à la dessolure suivie de l'extirpation totale ou partielle du coussinet plantaire. En général, ces sortes d'opérations de pied exigent, comme plusieurs autres, beaucoup de dextérité, des connaissances anatomiques, et surtout de la promptitude. Quelque habilement exécutées qu'elles puissent être, elles ne deviennent efficaces qu'autant que les plaies qui en résultent ont été rappelées à l'état de plaie simple, qu'elles sont bien gouvernées et pansées méthodiquement jusqu'à parfaite guérison.

§ 21. *La vieille boiterie, et plus généralement la claudication de vieux mal.*

La vieille boiterie dépend presque toujours d'une douleur établie dans le pied, et qui est continue, ou ne se renouvelle qu'à certaines époques, lorsque le cheval entre en exercice, ou bien après qu'il a exercé un certain temps. Ces anciennes claudications, légères ou fortes, peuvent signaler diverses maladies et tenir à des causes apparentes ou occultes. Ainsi, l'encastelure, le resserrement des talons, les cercles à la paroi, les quartiers déprimés, les tumeurs osseuses à la couronne, sont autant d'altérations patentes, susceptibles d'irriter le tissu réticulaire, de rendre la marche pénible et irrégulière. Parmi les causes latentes, on doit comprendre les petites exostoses placées sous les tendons, certaines excroissances intérieures de la muraille, les tuméfactions et nodus des tendons fléchisseurs, l'affaiblissement du ligament latéral antérieur du pied, enfin les tiraillemens et fatigues des parties tendineuses ou ligamenteuses.

Notre dessein n'est pas de donner ici l'histoire détaillée des vieilles boiteries, qui ont leur siége dans le pied ou dans les autres parties de la région digitée; nous ne pourrions d'ailleurs que rapporter ce qu'ont écrit sur ce sujet Chabert et Fromage, dans le *Supplément au Cours d'agriculture* de Rozier. Le but principal de cet article est d'indiquer une opération chirurgicale , vantée par les Anglais comme un moyen thérapeutique très-efficace dans certaines claudications. Cette opération, désignée sous le nom de *névrotomie*, et sur laquelle ont écrit plusieurs vétérinaires français (1), consiste dans la section ou le retranchement d'une partie des nerfs latéraux du pied, et tend à diminuer la sensibilité des parties, à affaiblir la douleur, à rendre conséquemment la marche moins embarrassée, sans détruire cependant la cause occasionelle.

L'opération dont il s'agit s'exécute soit au-dessus, soit en bas du boulet. Nous verrons plus loin que l'on n'est pas plus d'accord sur le point où il serait préférable de la pratiquer que sur les cas qui peuvent la requérir des deux côtés ou ne l'exigent que d'un seul. Quel que soit l'endroit où l'on se propose d'exécuter la résection du nerf, le manuel opératoire est toujours le même ; il consiste à faire d'abord à

---

(1) N.-F. Girard. — *Recueil de médecine vétérinaire*, année 1824, page 443 et suiv.

M. Huzard fils. — *Journal de médecine vétérinaire et comparée*, année 1826, page 253 et suiv.

M. Berger. — *Journal pratique de médecine vétérinaire*, année 1828, page 57 et suiv.

la peau une incision d'environ un pouce et demi
de long, en face et dans la direction du nerf,
dont nous avons donné la description, page 37;
on détache ensuite et l'on enlève avec précaution le tissu lamineux sous-jacent, de manière
à découvrir le vaisseau et le nerf accolés ensemble; l'on soulève celui-ci avec une pince à dissection, et l'on passe par-dessous une aiguille
à suture ou tout autre instrument quelconque,
afin de pouvoir plus facilement le tirer en dehors, l'isoler du vaisseau et en retrancher une
longueur d'environ un demi-pouce. L'opération ainsi effectuée, l'on procède immédiatement au pansement de la plaie, dont on rapproche les bords par l'application d'un emplâtre
adhésif, que l'on contient en place avec une ligature ou quelque autre bande que ce soit, et
l'on fait relever le cheval. On indique aussi des
points de suture pour opérer l'union des lèvres
de la plaie; mais je n'entrevois pas la nécessité de ces moyens pour une incision aussi simple et qui n'a guère qu'un pouce d'étendue.

L'auteur de la dissertation insérée dans le
Recueil de médecine vétérinaire pour 1824,
et rédigée sur des notes que je tenais de M. Sewell, dit expressément que ce professeur regarde la névrotomie comme plus convenable

au-dessus du boulet, et M. Goodwin partage
cette opinion. Si j'ai bien compris M. Berger,
qui vit opérer M. Sewell, les 17 et 18 juillet
1826, au Collège vétérinaire de Londres, le
même professeur serait aujourd'hui dans l'u-
sage de faire l'opération au-dessus du boulet
pour le côté externe, et au-dessous pour le côté
interne. L'incision pratiquée au-dessus du boulet comprend tout le gros cordon, qui descend
au pied et donne successivement plusieurs divisions collatérales; tandis que la névrotomie
faite au-dessous de l'articulation du paturon
avec le canon n'entraîne la section que de la
branche postérieure qui accompagne l'artère;
la branche antérieure qui fournit des ramifications préphalangiennes reste intacte, et le nerf
latéral n'est pas coupé en totalité.

M. Berger répète, d'après l'auteur de l'*Analyse des Leçons élémentaires* de M. Percivall *sur
l'Art vétérinaire* (1), qu'il est essentiel de savoir choisir les sujets sur lesquels la névrotomie
peut être suivie de succès. Mais il ne nous ap-
prend pas quels sont ces sujets de choix; il se
borne à transcrire de l'analyse précitée, *que
l'opération convient dans toute espèce de boiterie*

____

(1) *Recueil de médecine vétérinaire pour* 1824.

chronique du pied ou de la couronne, à l'ex-
ception de celles qui proviennent des pieds plats
et combles. Il ajoute cependant une réflexion
que je me dispenserai de transcrire, parce que,
loin d'éclaircir la question, elle ne fait que la
rendre plus incertaine. La traduction de l'ouvrage de M. Goodwin ne renferme pas plus de
détails particuliers sur les circonstances qui peuvent requérir ou faire rejeter la névrotomie.
Si, comme le dit M. Percivall, la résection des
nerfs latéraux convient pour toutes les boiteries
chroniques du pied, à l'exception seulement
de celles qui sont occasionées par la déviation
de la sole, il devient inutile de recommander
si expressément le choix des sujets. N'est-ce
pas aussi affaiblir l'assertion de M. Percivall et
jeter de la défaveur sur les succès de l'opération, en publiant que M. Sewell et quelques autres vétérinaires anglais ne soumettent le cheval
à la névrotomie qu'à la dernière extrémité, et
que lorsque toutes les autres ressources de la
chirurgie ont été épuisées? L'aveu de M. Huzard fils est absolument conforme au rapport
verbal que vient de nous faire M. Bay, vétérinaire, envoyé en Angleterre, à la fin de 1827,
par l'Administration des haras; l'un et l'autre
ont eu lieu de faire les mêmes remarques au

Collége vétérinaire de Londres, et d'y voir des chevaux encore boiteux après avoir subi la névrotomie.

Je me borne à ces considérations sur une opération qui offre encore beaucoup d'incertitudes, mais que je n'ai pas dû omettre dans un ouvrage spécialement consacré au pied. Je ne me permettrai aucune réflexion particulière : tous les raisonnemens et les plus belles théories doivent échouer contre les faits nombreux rapportés en faveur de la névrotomie. J'ai indiqué l'état de nos connaissances sur ce moyen thérapeutique, j'en ai fait connaître l'application, dès lors ma tâche se trouve remplie.

§ 22. *La chute du sabot.*

Cet accident, toujours funeste, peut être l'effet d'une violence extérieure, de laquelle résultent le décollement subit et la séparation complète de l'ongle d'avec les parties molles, ou bien être le résultat d'une maladie grave, telle que la fourbure, etc.; dans le premier cas, il y a arrachement du sabot, par suite d'efforts brusques et violens que font les animaux pour se cramponner sur le pavé ou sur les pierres, d'autres fois pour retirer leur pied engagé entre des corps durs ou dans une cavité quelconque. Nous rapporterons à l'appui de cette assertion les observations suivantes.

Le 19 janvier 1808, un cheval attelé à une voiture publique, allant de Paris à Rouen, tomba subitement sur le derrière, en glissant : dans l'effort qu'il fit pour se relever et suivre le mouvement de la voiture, les deux sabots de derrière se détachèrent et ne restèrent fixés à la couronne que par une portion de peau.

Le 23 mars 1822, un autre cheval attelé à une charrette, et passant dans une rue de Paris, se laissa prendre le pied sous la roue d'une grosse voiture chargée de farine. En cherchant à se débarrasser, il laissa son sabot engagé sous la roue, et retira son pied tout ensanglanté.

Je n'ajouterai plus qu'un fait, que l'on m'a rapporté comme exact, et qui a été observé, en 1824, sur un mulet attelé à une voiture de roulier : en montant une montagne rapide et pavée, l'animal, quoique alongé sur les traits, reçut un violent coup de fouet, manœuvre barbare et trop ordinaire des charretiers. Cette impression inattendue l'excita à un tel effort, qu'en se cramponnant de nouveau, il se *des-*

sabota (1) de l'un des pieds de derrière, et périt victime de la brutalité de son conducteur.

Le décollement complet du sabot par suite de fourbure, étant le produit d'un travail morbide, ne s'effectue jamais d'une manière subite ; ce mode de terminaison d'une affection primitive est toujours précédé de plusieurs phénomènes, qui se succèdent avec plus ou moins de rapidité, et que nous avons suffisamment expliqués à l'article de la fourbure.

La chute du sabot doit être considérée, dans tous les cas, comme un accident très-grave, non-seulement parce qu'elle peut entraîner la mort du sujet, mais parce qu'il devient le plus souvent impossible d'obtenir une régénération assez parfaite de l'ongle, pour que le cheval puisse rendre de nouveaux services. L'accident est-il une conséquence de l'inflammation des parties contenues, nous conseillons de ne point entreprendre la cure. En supposant même qu'il soit possible d'éviter le développement de la gangrène, les altérations qu'ont éprouvées les tissus intérieurs s'opposeront à la reproduction d'une bonne corne ; le sabot sera défectueux,

----

(1) Terme vulgaire, mais qui exprime parfaitement l'action par laquelle l'animal se dépouille de tout son ongle.

entretiendra diverses compressions ; et l'animal sera impropre à tout service, si l'on en excepte la reproduction de l'espèce. Quand, au contraire, la chute de l'ongle est occasionée par un violent effort, et qu'il n'y a qu'arrachement sans lésions sensibles du tissu réticulaire, il ne faut pas désespérer de la guérison de l'animal ; mais le traitement est toujours fort long, et par conséquent dispendieux.

Le premier appareil à appliquer au pied dessaboté par arrachement de l'ongle doit se composer d'étoupes sèches ; on place d'abord une forte couche de plumasseaux, disposés méthodiquement les uns sur les autres, et que l'on fixe avec quelques tours de bande ou ligature ; l'on met ensuite une seconde couche d'étoupes, sur laquelle l'on passe aussi des tours de ligature, et l'on enveloppe le tout d'une toile, que l'on assujettit fortement autour du paturon. Ce premier appareil, ayant pour but d'arrêter l'hémorrhagie, devra rester en place assez de temps pour que les vaisseaux puissent se resserrer. Le cheval, auquel on fera une forte litière, sera tenu au régime le plus sévère et n'aura pour toute nourriture, jusqu'à ce que la fièvre de réaction soit apaisée, que de l'eau blanche et de la menue paille. En procédant au deuxième pansement, dès le lendemain ou seulement le surlendemain du premier, l'on se servira d'eau tiède pour imbiber et détacher successivement les étoupes qui pourront s'être collées par le desséchement du sang. Si, après avoir ôté quelques plumasseaux, on s'aperçoit que l'hémorrhagie n'est pas complétement supprimée, il faut appliquer de nouvelles étoupes sur les anciennes, rétablir comme il convient l'appareil, et attendre au lendemain pour essayer de l'enlever sans effusion de sang. La partie malade, étant débarrassée des étoupes du premier appareil, sera immédiatement pansée de nouveau et de la même manière que la première fois ; seulement les premiers plumasseaux seront chargés de substances grasses, comme l'onguent populéum, susceptibles d'assouplir les tissus et de solliciter la pousse de la corne. Ce mode de pansement sera renouvelé tous les jours, jusqu'à ce que la nouvelle couche d'ongle ait acquis une certaine consistance ; il deviendra alors moins fréquent et d'autant plus rare, que le sabot prendra plus de force. Dans les premiers temps, on aura la précaution de ne pas laisser les parties vives découvertes et exposées à l'action de l'air, qui

est capable de les irriter et de contrarier la gué
rison. Après chaque application des étoupes, on
aura aussi l'attention de graisser toute la couronne, même le paturon, afin de favoriser la
régénération du sabot. Si l'état du pouls indique une évacuation sanguine, la saignée sera
pratiquée à la jugulaire et renouvelée suivant
les besoins. Il importe également d'entretenir
constamment la souplesse des parties, jusqu'au
rétablissement presque complet du sabot, qui
peut devenir défectueux par la moindre influence fâcheuse.

Ces exemples de régénération parfaite de
l'ongle sont en général très-rares, parce que
les propriétaires font ordinairement sacrifier
les animaux dessabotés, et que les vétérinaires
ont par cela même peu d'occasions de suivre le
traitement de ces sortes d'accidens. Parmi le
petit nombre de cures en ce genre, nous n'en
citerons qu'une seule, obtenue, en 1818, par
M. Bouley jeune, vétérinaire distingué à Paris.
Un cheval appartenant à M. Renault, cultiva-
teur à Yvry, département de la Seine, eut le
sabot arraché en cherchant à débarrasser son
pied pris sous la roue d'une grosse voiture.
M. Bouley, appelé le jour même, employa les
moyens ci-dessus prescrits, et ses soins furent

couronnés d'un plein succès. Au bout de six mois, l'animal se trouva en état de labourer, quelques mois plus tard il ne boitait plus ; il travaillait comme les autres chevaux, son sabot ne laissait apercevoir aucune trace d'altération et ne présentait aucune différence d'avec le pied opposé.

§ 23. *Le déchirement des ligamens articulaires et tendineux.*

Ces sortes de lésions, en général moins graves que la chute du sabot, peuvent cependant avoir les suites les plus fâcheuses, estropier le cheval et devenir incurables. Parfois elles dépendent d'un corps vulnérant, qui pénètre le pied et s'enfonce profondément ; d'autres fois elles sont occasionées par un ulcère rongeant dont on ne borne pas les progrès ; elles peuvent aussi être une suite d'opérations pratiquées sans précautions ou sans connaissances anatomiques. Ainsi, les clous de rue pénétrans atteignent souvent le tendon perforant, le traversent même et l'offensent plus ou moins. Il est d'observation constante que, dans quelques cas de plaies ulcéreuses, la matière attaque et détruit soit en totalité, soit en partie, les ligamens articulaires contre lesquels elle séjourne (1). Les chicots, qui atteignent les chevaux de chasse, traversent parfois les talons et vont blesser les tendons fléchisseurs. Si le perforant est très-endommagé et que le cheval continue à marcher vivement, le déchirement du tendon ne tarde pas à devenir complet. Cet accident, signalé par Lafosse, peut se guérir avec du temps et des soins; mais il exige la dessolure, que cet auteur considère comme indispensable. Le tendon s'exfolie, s'accole à l'os de la couronne, finit par se souder avec lui et par y contracter de nouveaux points d'implantation.

§ 24. *Les fractures de l'os du pied.*

Elles sont rares, toujours fort graves, et le plus souvent funestes au cheval, dans lequel elles surviennent et dont elles occasionent l'abatage. Ces solutions de continuité ne se font distinguer ni par la crépitation des pièces osseuses, ni par l'altération dans les formes de la partie, et elles ne donnent d'autres signes pathognomoniques que la persistance de la douleur

----

(1) Feu Moreau, vétérinaire, à Paris, a eu occasion d'observer la chute du petit sésamoïde, détaché des parties environnantes, au troisième pansement d'une plaie.

et de la chaleur dans toute l'étendue du pied.
Elles se font toujours de haut en bas, parta-
gent le plus ordinairement l'os en deux parties
presque toujours inégales, et elles sont le plus
souvent incomplètes. Comme le sabot tient ces
parties fracturées dans un contact permanent,
elles finissent par se réunir intimement, et l'os
se rétablit avec le temps dans son intégrité.

Pour favoriser la formation du cal, lui donner la liberté de s'étendre, il convient de desso-
ler le pied, de panser et de gouverner la plaie
comme dans la dessolure simple, pratiquée à la
suite d'un clou de rue. On doit aussi avoir soin
d'entretenir la souplesse de l'ongle par le moyen
des corps gras ou mucilagineux; on peut même,
avant l'opération, râper et amincir la corne de
la paroi, de manière à ce qu'elle puisse se
prêter elle-même au travail qui s'établit dans
l'os fracturé. Après avoir subi ce genre d'altération, la muraille ne doit pas demeurer exposée à l'action de l'air, qui la dessécherait
promptement, la resserrerait et compliquerait
d'autant la maladie principale. Il importe donc
de tenir la partie toujours couverte de corps
gras, dont on enduira aussi la couronne.

En général, ces accidens sont long-temps à
guérir; mais, avec des soins bien suivis et bien

entendus, ils finissent par se dissiper complète-
ment ; le cheval redevient droit et aussi solide
sur ce pied qu'avant la fracture. Après la dessolure, on tient l'animal en repos sur une bonne
litière, et pendant tout le temps nécessaire
pour que la soudure puisse être bien consolidée
et que la marche ne produise pas une nouvelle
désunion des parties (1). Lorsque l'on juge les
pièces fracturées assez fortement réunies pour
que l'on n'ait pas à craindre cette nouvelle séparation, l'on soumet le cheval à une promenade, que l'on augmente de jour en jour, et
l'on finit par le mettre au labour, d'où on ne le
retire que lorsqu'il ne boite que très-légère-
ment. Dans tous les os quelconques, la formation du cal donne toujours lieu à un calus plus
ou moins grand, et qui dépend d'une matière
osseuse accumulée autour des pièces fracturées. Cette callosité de l'os du pied comprime
le vif, l'irrite, y entretient une douleur qui
fait boiter le cheval ; elle produit cet effet jusqu'à ce que, par le travail établi dans la partie,
elle se soit détruite, et que l'os lui-même ait repris son intégrité première.

---

1 Lafosse dit que l'on doit tenir le cheval en repos et
sans le faire marcher pendant six semaines

ARTICLE III.

ACCIDENS OCCASIONÉS UNIQUEMENT PAR LA FERRURE.

Ces accidens, légers ou graves, dérivent soit de la maladresse ou de l'ignorance du maréchal, soit du peu de soin ou de la paresse que celui-ci met en pratiquant la ferrure. Les uns sont le produit de l'implantation mal dirigée des clous; d'autres proviennent de l'application inconsidérée du fer; quelques autres enfin dépendent du mauvais usage du boutoir. Souvent le ferreur ne se donne pas la peine de parer le pied et attache de nouveaux fers sans abattre le trop de corne. Le sabot, prenant alors trop de volume, surcharge le membre, le rend lourd, sujet à buter, à des efforts de boulet, à être atteint de fourbure, et à avoir la fourchette plus ou moins altérée. D'autres fois le maréchal brûle la corne avec le fer rougi, afin de l'attendrir et de pouvoir parer plus facilement; et lorsqu'il y a beaucoup de pied, il applique plusieurs fois ce fer chaud et qui n'est plus rouge, il le tient long-temps sur la partie, dans l'intérieur de laquelle il fait pénétrer une telle quantité de calorique, qu'il produit la sole brûlée et détermine une désunion plus ou moins étendue de l'ongle d'avec le réseau vasculo-nerveux. Parfois il pare inégalement les quartiers, rend le pied de travers et fatigue ainsi les articulations. Souvent il fait porter son fer beaucoup plus sur un point que sur les autres, et détermine des compressions, d'où résultent des claudications et différens accidens ultérieurs. Enfin, les inconvéniens qui peuvent être le résultat des mauvaises ferrures sont incalculables : les membres dont les pieds sont continuellement mal ferrés se ruinent, se détériorent, deviennent en proie à des maladies graves, qui se compliquent toujours de plus en plus, et finissent par rendre le cheval incapable de travailler. On ne saurait donc recommander assez de soins et d'habileté dans la pratique de la ferrure, toujours utile ou pernicieuse suivant qu'elle est bien ou mal exécutée.

§ 1er. *La piqûre.*

En maréchalerie, la piqûre s'entend d'un clou qui, étant enfoncé, atteint le vif, mais que l'on retire avant de le brocher complétement et de terminer la ferrure du pied. Ce genre de lésion donne quelquefois écoulement à des gouttelettes de sang ; il imprime constamment une douleur subite, qui porte l'animal, soit à faire des mouvemens prompts et involontaires, soit à boiter, s'il s'appuie sur le pied blessé. Ces signes, plus ou moins apparens, frappent ordinairement le maréchal, qui se hâte d'arracher le corps métallique, ou de déferrer le pied s'il ne peut distinguer celui des clous, qui occasione la douleur que ressent l'animal.

La piqûre peut avoir lieu, lorsque le clou est broché trop gras ; lorsqu'en entrant il rencontre une souche qui le dirige dans le vif ; lorsqu'il est mis dans un vieux trou et qu'il prend une fausse route ; lorsqu'il est enfoncé sans être soutenu et qu'il est abandonné par le maréchal ; lorsqu'enfin sa pointe, d'ailleurs bien faite, mais tournée en dedans, prend une direction inévitable du côté du vif, qu'elle pénètre. Le fer étampé trop maigre ou trop gras, le pied dont le sabot est faible et desséché, les clous à lame trop mince, ceux dont la pointe n'est pas bien effilée, etc., peuvent encore donner lieu à la piqûre, et méritent d'être pris en grande considération par le maréchal.

L'accident résultant de la piqûre se dissipe ordinairement sans suites fâcheuses ; cependant il produit parfois de la douleur, fait boiter le cheval, et donne lieu à la formation d'un petit abcès, qui, étant négligé, prend de l'étendue et fait naître différens désordres. Dans ces dernières circonstances, la piqûre nécessite à peu près les mêmes opérations et les mêmes soins que le clou de rue pénétrant dans le tissu réticulaire. Faire brèche et pratiquer assez de délabremens pour mettre à découvert tout le mal ; panser suivant l'état de la plaie ; savoir prévenir les compressions, les fistules, les caries et les bourgeons charnus : telles sont les indications prescrites pour le clou de rue, et convenables pour la piqûre (1).

§ 2. *L'enclouure.*

Même genre d'accident que le précédent, dépendant des mêmes causes et n'en différant qu'en ce que le clou reste implanté dans le pied. L'enclouure est plus ou moins grave selon la nature de la lésion et suivant le séjour que fait le corps vulnérant dans le pied : tantôt elle se borne au tissu réticulaire, et tantôt elle va plus avant dans le vif, et atteint le bord inférieur de l'os du pied. La matière purulente, venant à se former, peut fuser sous l'ongle, en produire

---

(1) Voyez ce qui a été dit à l'article du Clou de rue, page 266 et suiv.

une désunion plus ou moins grande, souffler aux poils et donner lieu à des javarts encornés.

Le cheval dont le pied est encloué ressent subitement, ou seulement au bout d'un certain temps, une douleur qui le porte à feindre ou à boiter, et qui va toujours en augmentant, à moins que l'on ne vienne à bout de la calmer. Dès que l'on soupçonne la cause de la boiterie, l'on doit s'empresser de déferrer le cheval et de fouiller le pied, pour connaître le point douloureux, s'il n'est point apparent par le sang qui en sort, ou de toute autre manière.

Comme nous l'avons dit plus haut, l'enclouure peut avoir les mêmes résultats que la piqûre, et nécessiter les mêmes opérations et les mêmes soins. Toutes les fois qu'il n'y a pas de foyer purulent, il suffit d'arracher le clou et de calmer la douleur par des cataplasmes émolliens ; l'accident se dissipe promptement et sans suites fâcheuses. Dans le cas contraire, l'on abat la corne jusqu'à la rosée, l'on fait une brèche entre la sole et la paroi, l'on va jusqu'au bourbillon, que l'on découvre bien, et l'on panse avec des étoupes imbibées d'eau-de-vie ou d'essence de térébenthine, s'il y a principe ou formation d'ulcère. Toutes les fois que l'os du pied se trouve carié, la dessolure devient indispensa-

ble , et la plaie doit être gouvernée comme dans
le clou de rue, suivi de nécrose du petit sésamoïde ou de l'os du pied.

§ 3. *La retraite.*

Elle ne diffère des deux lésions précédentes
que parce qu'elle dépend d'un clou pailleux,
qui, en pénétrant dans l'ongle , se divise en
deux lames, dont une atteint le vif et reste enfoncée dans le pied ; tandis que l'autre branche,
sortant au dehors, permet de serrer le clou et
de le brocher complétement. La retraite peut
aussi avoir lieu lorsque le clou broché rencontre une souche, qu'il dévie et pousse en dedans jusqu'au vif.

La retraite suit la même marche que l'enclouure, elle exige les mêmes attentions , et
elle peut faire naître les mêmes accidens. Quand
on s'est bien assuré du point où existe la retraite , on doit faire brèche à la paroi avec un
rogne-pied , jusqu'à ce que l'on soit parvenu au
corps étranger, que l'on retire ; l'on donne ensuite issue au pus qui peut s'être formé, et l'on
panse avec des étoupes chargées des mêmes
substances que dans les deux cas précédens.

§ 4. *Le pied serré par les clous.*

Cet accident survient plus particulièrement dans les pieds faibles et gras ; il se fait aussi remarquer dans les poulains, qui, ayant encore la corne tendre, sont ferrés par des maréchaux inhabiles et incapables d'exécuter une ferrure convenable à la nature de l'ongle.

L'animal dont le pied est serré par les clous témoigne de la douleur, feint ou boite plus ou moins fortement, et indique ainsi la nécessité de le déferrer, de calmer l'irritation, de referrer légèrement et sur-tout de serrer moins les clous. Le pied qui porterait long-temps cette mauvaise manœuvre pourrait devenir fourbu, sur-tout si l'on forçait le cheval à marcher sur des terrains durs.

§ 5. *Le pied comprimé par le fer.*

Ce genre de lésion est le résultat ou du manque d'ajusture du fer, ou du rebroussement trop fort des pinçons, sur lesquels l'ouvrier frappe à grands coups de brochoir. Le pied ainsi comprimé est d'abord peu douloureux ; mais l'accident produit, au bout de quelque temps, la boiterie, qui va toujours en augmentant, jusqu'à ce que l'on fasse cesser la cause occasio-

nelle. Ces mauvaises ferrures, étant renouvelées, occasionent les oignons, les bleimes; elles
peuvent aussi donner lieu à la fourbure, sur-
tout si le cheval vient à faire une marche longue
sur des terrains durs.

L'accident dont il s'agit se reconnaît après
avoir déferré le pied, que l'on a soin d'examiner
avant de faire usage du boutoir. Le fer peut
avoir imprimé une dépression, une sorte d'u-
sure dans l'endroit même où il exerçait une compression; en pinçant avec les tricoises, l'on s'assure s'il y a ou non de la douleur. Cette première
revue peut être infructueuse : l'on s'arme alors
du boutoir et l'on pare jusqu'à une certaine
profondeur; l'on sonde de nouveau avec les
tricoises. Le point douloureux étant découvert,
l'on enveloppe le pied d'un cataplasme émollient, et on laisse reposer le cheval deux ou
trois jours, jusqu'à ce que la douleur soit entièrement dissipée.

Si le cheval ne faisait que feindre, et que l'on
ne distinguât qu'une douleur légère, l'on pourrait referrer de suite à demeure, en ayant soin
de corriger les défauts du fer, ou d'en appliquer
un autre mieux confectionné, de manière à ce
que le pied fût bien à son aise.

§ 6. *La sole échauffée.*

Cette lésion ne diffère de la précédente que parce qu'elle est portée à un degré moins élevé; elle reconnaît les mêmes causes, dépend aussi du fer chaud, que le maréchal tient appliqué sur le pied, et elle provient constamment de la paresse ou de l'inhabileté de l'ouvrier. Ainsi que nous l'avons déjà annoncé, pour ménager du temps et s'éviter de la peine, certains maréchaux présentent au pied le fer tout rouge, appuient même dessus avec force, afin de brûler la corne, de l'attendrir et de pouvoir ensuite la parer plus aisément. D'autres, étant peu exercés ou inhabiles, n'ont pas le coup-d'œil formé et sont long-temps à voir si leur fer a l'ajusture et la tournure convenables; ils tiennent le fer chaud appliqué au pied, pendant qu'ils se retournent et qu'ils regardent s'il peut aller; souvent même ils sont obligés de le présenter plusieurs fois et de toujours agir de la même manière.

Dès que l'on aperçoit un état de gêne susceptible de déceler une sole échauffée, il convient d'appliquer sur la partie quelques substances émollientes, de faire ménager le cheval, et même de lui donner quelques jours de repos, suivant que la circonstance l'indique.

§ 7. *La sole brûlée.*

Accident produit par un fer rougi ou simplement chauffé sans changer de couleur, fer que le maréchal tient appliqué sur la sole, dans le dessein de l'attendrir et de pouvoir ensuite la parer avec plus d'aisance : alors le calorique, imprimé en abondance, crispe, oblitère plus ou moins les vaisseaux séreux de la corne, dessèche la sole, la rend feutrée dans l'intérieur, la soulève quelquefois, et peut même la décoller dans quelques points de son étendue.

On reconnaît que la sole a été brûlée, lorsqu'en parant le pied on trouve la corne d'abord brunâtre, ensuite jaune, enfin criblée de petits pores ouverts, desquels suinte une humeur séreuse. Si l'ongle a été détaché du corps réticulaire, les endroits où la désunion existe sont complétement desséchés et ne fournissent pas la rosée, dont il vient d'être parlé.

La sole brûlée, étant négligée, donne lieu à la formation d'un foyer purulent, détache successivement la corne et nécessite par suite l'opération de la dessolure ; elle peut aussi, selon Lafosse, produire la gangrène et faire périr le cheval en très-peu de temps.

Les pieds plats ou combles, sur-tout ceux

qui le sont par suite de fourbure, sont très-exposés à avoir la sole ainsi altérée, principalement si leur ferrure est continuellement pratiquée par des maréchaux ignorans.

Cette affection de la sole requiert toujours l'amincissement du sabot, que l'on parera presque jusqu'à la rosée; l'on fera ensuite usage des substances grasses ou mucilagineuses, pour donner de la souplesse à la corne et en déterminer un prompt accroissement. Lorsque l'accident est léger, l'on abat beaucoup moins de corne que dans le premier cas; on applique un fer léger et l'on enduit le sabot avec quelques graisses.

§ 8. *La sole desséchée ou le pied altéré.*

On désigne sous ce titre un état particulier de dureté qu'acquiert la sole, par suite de ce que le maréchal pare trop cette partie, chaque fois qu'il ferre le cheval. Cet accident, en général léger, détermine à la longue le resserrement du tissu de la corne et l'astriction de ses vaisseaux; il produit une soustraction plus ou moins grande des fluides nécessaires à l'entretien de sa souplesse, et rend cette région du pied plus sensible. Des cataplasmes émolliens, quelque temps continués, suffisent pour rétablir la sole dans son état primitif, et redonner au pied la solidité qu'il avait auparavant.

§ 9. *Le pied affaibli.*

L'altération dont il s'agit est toujours le résultat des mauvaises manœuvres de l'ouvrier maréchal, qui, chaque fois qu'il ferre, pare trop avant, fait resserrer la corne, rend ainsi le pied sensible, et l'affaiblit soit en totalité, soit partiellement ou des talons, ou de la fourchette, ou de la sole. Le pied affaibli est plus ou moins douloureux, ne résiste pas à la marche et devient sujet à la sole foulée, aux bleimes, aux oignons, même à la fourbure.

Une ferrure mieux combinée, le repos, l'usage de toutes les substances capables d'apaiser la douleur et de favoriser l'accroissement de l'ongle, sont les moyens à employer pour prévenir les accidens divers auxquels le pied affaibli est exposé, et pour redonner à la partie sa solidité première.

§ 10. *Les coups de boutoir dans la sole.*

Suivant l'état de l'instrument et selon la force avec laquelle il est poussé, les coups de boutoir produisent des blessures légères ou profondes, simples ou contuses. Si la plaie est légère, il suffit de la garantir de l'abord des substances irritantes, et la guérison s'en opère promptement ; si elle offre une certaine profondeur, il convient d'appliquer un petit appareil : les premières étoupes seront imbibées d'eau-de-vie étendue dans de l'eau, et l'on aura soin de placer les plumasseaux bien graduellement, de manière à établir une forte pression uniforme, susceptible d'empêcher la pousse des cerises ou d'autres bourgeons charnus. Lorsque, par suite de négligence ou de soins mal entendus, l'accident a donné lieu à la formation d'un abcès, l'on doit se conduire comme il a été prescrit pour la bleime suppurée.

QUATRIÈME PARTIE.

DIFFÉRENCES

QUE PRÉSENTE LE PIED DES AUTRES ANIMAUX DOMES-
TIQUES, COMPARÉ A CELUI DU CHEVAL.

Le pied des animaux, tels que l'âne, le
mulet et le bardot, offre absolument la même
structure organique que celui du cheval; il
n'en diffère que sous quelques rapports de forme; il est en général plus petit et moins évasé;
il porte une corne plus compacte, plus résistante, et il est exempt d'une foule de défectuosités et de maladies qui se font remarquer
dans le quadrupède, choisi pour type de comparaison. Ainsi, le pied du mulet est presque
toujours rampin, très-sujet aux seimes en pince; mais il est exempt d'être plat, comble, affecté d'oignons, etc., etc., et il résiste plus
long-temps que celui du cheval sur des terrains durs et caillouteux. L'âne, qui marche le
plus souvent sans être ferré, est très-exposé à

avoir les pieds de travers ; chez lui, la corne de la muraille se fendille, s'éclate, devient rugueuse et s'altère de diverses manières.

Dans ces deux derniers monodactyles, les plaies, suites des opérations de pied, ne suivent pas toujours la même marche que dans le cheval ; elles impriment, entretiennent des douleurs plus aiguës qui, si l'on n'y prend garde, amènent plus promptement la gangrène. Aussi, avant, pendant et après ces opérations, doit-on prendre toutes les mesures propres à éviter ou diminuer ces irritations, à obtenir et favoriser la suppuration, qui est en général peu abondante, mais qui, une fois bien établie, détermine une prompte guérison. Du reste, toutes les maladies qui surviennent au pied de l'âne et du mulet exigent les mêmes opérations, les mêmes soins que celles du cheval, et elles peuvent avoir les mêmes suites tant heureuses que fâcheuses.

ARTICLE PREMIER.

PIED DES DIDACTYLES.

Le pied du bœuf, du mouton et de la chèvre, qui composent la classe des didactyles, diffère de celui du cheval non-seulement par sa confor mation extérieure, mais encore sous le rapport de sa structure organique. Les quadrupèdes ruminans ont le pied fourchu et divisé en deux parties (*Pl.* IV, *fig.* 1, 2, 3 et 5), que l'on nomme communément les *onglons* (1).

Considérés dans leur ensemble et comme ne composant qu'un seul corps, ces onglons ont absolument la même conformation que le sabot des monodactyles; ils représentent, comme ce dernier, une partie ovalaire, tronquée postérieurement, moins évasée dans les pieds postérieurs que dans les antérieurs, et un peu plus contournée au quartier externe qu'au quartier interne, qui est aussi un peu plus faible. L'intervalle interdigité est peu profond et ne va presque pas au-delà des sabots : son fond est formé par un prolongement de la peau, garni de poils dans le mouton et dans la chèvre; dans le bœuf, les poils sont remplacés par des rugosités, entre lesquelles s'accumule une humeur sébacée.

1, *Onglon*, diminutif d'ongle, terme vulgaire employé pour désigner chacune des divisions du pied dans les didactyles et le porc. Cette dénomination, consacrée par l'usage, présente le même sens que l'expression de *sabot*, pour indiquer le pied d'un monodactyle.

Chaque onglon constitue un corps pyramidal, à trois faces (*Pl.* IV, *fig.* 4, *d*), dont la pointe mousse forme l'extrémité antérieure, et dont la surface externe de la paroi est convexe, lisse et généralement luisante ; tandis que la face interne de cette même paroi, qui correspond à l'onglon opposé, est inégalement plane et garnie de quelques aspérités. La surface inférieure ou plantaire ne porte point de fourchette ; mais le talon qui en tient lieu constitue une grosse protubérance molle et arrondie. Le bord inférieur de la partie convexe de la muraille déborde plus ou moins, sert principalement à l'appui, et reçoit les clous employés à soutenir le fer, que l'on applique souvent pour garantir l'ongle et rendre le pied plus assuré. La partie interne de la muraille présente, à sa réunion avec la sole, une dépression alongée, qui correspond aux enfoncemens latéraux de la fourchette du cheval et a la même disposition.

Les onglons du pied fourchu ont le même mode d'organisation que le pied du cheval, et sont formés des mêmes ordres de parties ; mais ils offrent quelques particularités remarquables qu'il est utile de connaître. Ainsi, l'os du pied, ou mieux l'os de l'onglon, a une conformation analogue à celle du sabot où il est renfermé ;

il a quatre faces, n'est feutré que vers son bord
inférieur, ne porte point de cartilages latéraux
et présente à sa face supérieure, 1°. la surface
articulaire, 2°. deux protubérances, dont une
antérieure et l'autre postérieure, 3°. un grand
trou, qui est situé au côté interne de la tubéro-
sité antérieure : ce trou pénètre dans l'os, correspond à l'un des trous de la face plantaire de
l'os du pied du cheval, et donne passage à l'artère plantaire.

Parmi les ligamens latéraux, l'interne, arrondi et très-fort, diffère des autres par sa longueur et par sa grosseur (*Pl.* IV, *fig.* 1, *c, c;*
fig. 3, *f, f*) ; il vient de l'extrémité inférieure
de l'os du paturon, passe contre l'os de la couronne sans s'y attacher, s'insère à la partie antérieure et interne du bord supérieur du dernier phalangien. Les deux ligamens latéraux
externes, distingués en antérieur et en postérieur, sont minces, disposés très-obliquement
et recouverts par l'expansion pyramidale des
tendons extenseurs. Le pied didactyle porte
encore un ligament transversal (*Pl.* IV, *fig.* 1,
d; fig. 2, *a*), rond, albuginé, placé vers les
talons sous la peau de l'intervalle interdigité,
et destiné à maintenir rapprochés les deux on

glons. Ce ligament, très-gros dans le bœuf, grêle dans le mouton et dans la chèvre (*Pl.* IV, *fig.* 4, *b*), s'attache au côté interne de la protubérance postérieure de l'os du pied.

Les tendons antérieurs, provenant des muscles extenseurs (*Pl.* IV, *fig.* 1 et 3), forment à chaque doigt deux branches, dont une interne (*fig.* 1, *a, a; fig.* 3, *d, e, e*), arrondie, suit la direction de la bifurcation du pied et va s'insérer au sommet de la protubérance antérieure de l'os de l'onglon. La branche externe (*fig.* 1, *b, b; fig.* 3, *g, g*) constitue une expansion pyramidale, s'attache d'une part à la partie supérieure et antérieure du deuxième phalangien ou l'os de la couronne, descend en s'épanouissant, se réunit avec les ligamens latéraux externes, et s'insère sur tout le côté externe du dernier phalangien. En se confondant avec les ligamens, cette branche tendineuse forme une enveloppe épaisse, qui couvre tout le côté externe de l'articulation de l'onglon avec la couronne, et concourt à affermir cette jointure.

Les tendons postérieurs, superposés (*fig.* 2) et engaînés l'un dans l'autre, sont fixés par trois anneaux ligamenteux derrière les phalangiens; ils présentent le même arrangement que dans

le cheval , et se trouvent séparés de la peau par
un gros ligament aplati , qui prend naissance
par-dessous l'ergot du même côté et s'insère au
sommet de la protubérance postérieure de l'os
de l'onglon. Ce ligament n'est lui-même qu'une
production d'une expansion large et épaisse ,
qui descend ou du genou ou du jarret, enveloppe et maintient les tendons fléchisseurs appliqués contre la face postérieure de l'os du
canon (1).

Le coussinet plantaire , plus graisseux , mais
moins dense que dans le cheval , forme la base
ou partie molle du talon , se prolonge en s'a-
mincissant sous la sole, et se trouve accolé aux
parties environnantes par un tissu filamenteux ,
lamineux , dense et très-fort. Ce corps graisseux, très-épais, et ordinairement jaune dans le
bœuf , est blanc et mince dans le mouton.

Le tissu réticulaire , peu épais , n'est feuilleté
que vers la partie inférieure de la paroi , et
présente un velouté dans le reste de son
étendue.

L'appareil vasculaire du pied du bœuf offre

____

(1) Dans les monodactyles, on trouve les traces de cette
production ligamenteuse, à laquelle se réunissent les tendons des petits muscles lombricaux et péroniens

la même disposition générale que dans le cheval ;
ses principales différences se font remarquer
au-dessus des onglons. Ainsi, les artères (*Pl.* IV,
fig. 3 , *a* , *a* , *a*) sont profondes et règnent dans
l'intervalle des os du paturon et de la couronne ;
en abordant à chaque onglon, elles se divisent
en deux branches, dont une, antérieure ou préplantaire, se plonge dans l'intérieur du dernier
phalangien ; l'autre, postérieure ou plantaire,
s'insinue sous le coussinet plantaire et lui donne
une ou deux ramifications déliées. Outre ces
divisions, les pieds de devant portent une
autre petite artère, qui descend et rampe au
bord antérieur de l'interdigité. Les veines provenant des onglons forment deux grosses branches peu profondes (*fig.* 3 , *b* , *b* , *b*), situées
en long sous la peau et dans le milieu de la face
postérieure des doigts. A la suite de marches
forcées et de certaines fourbures, ces vaisseaux
veineux se développent d'une manière particulière, et deviennent très-rameux et sinueux. On
doit aussi observer que les pieds de devant présentent, le long de la face antérieure des couronnes et des paturons, deux ou trois grosses
ramifications veineuses qui, dans l'ordre de la
circulation, correspondent à l'artère principale de ces mêmes pieds.

La corne du sabot des didactyles est blanche ou noire, généralement moins serrée, moins dure et beaucoup moins épaisse que celle des pieds du cheval. La concavité du sabot ne porte de feuillets que dans la partie inférieure de la muraille, le long de sa commissure avec la sole ; ces feuillets, parallèles et minces, s'engagent et s'enchâssent avec les lamelles correspondantes du tissu vasculo-nerveux. La surface inférieure de cette même boîte cornée offre une éminence analogue et formée par la dépression longitudinale, qui se remarque à la réunion de la sole avec la partie droite et interne de la paroi.

De même que dans le cheval, le sabot des didactyles se divise, par la macération long-temps continuée, en deux parties, dont une appartient à la paroi et l'autre à la sole. Ces deux parties constituantes présentent la même texture et les mêmes considérations que celles que nous avons développées en traitant de l'ongle du cheval.

Le pied du mouton et de la chèvre porte un canal biflexe, folliculaire, blanchâtre, que l'on nomme communément le *canal du fourchet*, et plus exactement *sinus biflexe* (*Pl.* IV, *fig.* 4, *a*). Formé par un repli de la peau, ce réservoir est situé intérieurement entre les deux os des couronnes, et au-dessus de la peau qui re-

vêt le fond de la séparation des onglons, à laquelle il est uni, ainsi qu'aux parties environnantes, par un tissu lamineux, graisseux, abondant et lâche. Son extrémité postérieure et
interne en constitue le fond; elle est courbée
et déterminée en cul-de-sac; tandis que son
ouverture extérieure (*fig.* 4, *c; fig.* 5, *a*), toujours libre, réside antérieurement un peu au-
dessus de l'intervalle interdigité, et se fait remarquer par un petit bouquet de poils qui
en sortent et sont souvent agglutinés par le
suint. La cavité de ce sinus est parsemée de
poils et de gros follicules, destinés à sécréter
une humeur sébacée, jaunâtre; par les élabo-
rations qu'elle y éprouve, cette humeur s'é-
paissit et acquiert une odeur très-forte de suint.

L'usage de ce réservoir interdigité est in-
connu, l'on présume seulement qu'il sert à entretenir la souplesse des parties environnantes:
ce qui n'est pas douteux, et ce que l'expérience
prouve journellement, c'est qu'il est souvent
le siége d'une affection grave, que l'on nomme
le *fourchet*, et dont nous parlerons plus loin.

Les pieds didactyles sont constamment *ten-
dres;* ils peuvent aussi être cerclés, déprimés,
trop longs, affaiblis par l'usure et offrir plusieurs autres difformités, sans que ces vices

préjudicient aussi fortement que dans le cheval. D'ailleurs, tout bœuf qui souffre des pieds et ne s'appuie dessus qu'avec peine est mis dans une bonne pâture, ou bien il est engraissé à l'étable pour être ensuite livré à la boucherie. Il ne peut pas en être de même pour le cheval, dont les dépouilles sont presque de nulle valeur, et qui n'est utile que par les services qu'il peut rendre pendant sa vie.

La limace, l'engravée, la fourbure, les piqûres, les javarts et le crapaud sont les maladies du pied du bœuf les plus communes, les plus importantes à connaître ; elles ne sont cependant pas les seules qui s'y manifestent, le pied didactyle peut encore éprouver tous les accidens, suites de la ferrure, et presque toutes les autres affections que nous avons signalées dans le cheval.

§ 1er. *La limace* (1).

La limace, affection ulcéreuse, survient entre les deux onglons, attaque la peau de cette par

---

(1) La dénomination de *limace* ou *limaçon* provient probablement de ce qu'à une certaine époque l'affection présente une crevasse flexueuse, établie entre les rugosités que forme la peau de l'intervalle interdigité.

Cette maladie a été nommée *limaruela*, par F. Toggia,

tie, prend insensiblement de l'étendue, de la profondeur, et parvient souvent jusqu'au ligament interdigité, qu'elle corrode et dont elle produit la mortification.

Cette maladie, particulière aux bisulques, ne peut être comparée à aucune affection du pied du cheval, et elle diffère, sous plusieurs rapports, de l'aggravée du chien, avec laquelle M. Favre l'a assimilée (1). Comme elle est plus fréquente dans les bœufs ou vaches employés aux travaux agricoles, sur-tout lorsque ces animaux habitent des pays montueux et pierreux, la description que nous allons en donner sera tirée des didactyles à grosses cornes.

La limace débute par une légère inflammation, par la tuméfaction de la peau interdigitée, et le gonflement se fait apercevoir à la face antérieure de la réunion des onglons, sans qu'il soit besoin de lever le pied. Le fond

---

et *limassuraz*, par M. Favre, qui pense que, dans un cadre nosologique, elle pourrait être comprise sous la dénomination d'*arsure interdigitée* (*arsura interdigitalis*).

(1) *Traité du piétin*, inséré dans le volume des *Mémoires de la Société royale et centrale d'Agriculture, pour* 1823. page 259, et dont un extrait se trouve dans le *Recueil de médecine vétérinaire*, vol. de 1825, p. 40 et suiv.

de l'intervalle interdigité, rougeâtre et rugueux dans les premiers temps, blanchit peu à peu, prend par suite une teinte morte, et se couvre, comme le rapporte M. Favre, d'un peu de matière de consistance butireuse, de couleur grise blanchâtre et d'une odeur forte et fétide. La maladie continuant, il se forme de petits ulcères, sortes de crevasses irrégulières, noirâtres, qui se réunissent en une seule ou deux cavités dont les bords sont filandreux et calleux. Cette plaie, rougeâtre, de laquelle découle une humeur ichoreuse, creuse insensiblement, et finit par mettre à découvert le ligament interdigité. A cette époque, les souffrances sont excessives ; le bœuf ne fait plus ou que très-peu d'appui sur le pied malade ; la fièvre de réaction est considérable et ne tarde pas à devenir générale ; la rumination reste suspendue et la maigreur devient prompte.

Les causes les plus ordinaires de la limace sont la malpropreté et les graviers, qui s'enchâssent, pour ainsi dire, dans la peau du fond de l'intervalle interdigité. Par leur séjour prolongé entre les deux onglons, les fumiers, les boues âcres et autres matières irritantes détériorent insensiblement la peau, la font devenir gercée, et donnent ainsi naissance à la crevasse, par laquelle commence la maladie. Certaines piqûres faites à la peau de l'intervalle interdigité peuvent aussi occasioner la limace et la rendre fort grave.

Cette affection, rare dans les génisses et les taureaux, se manifeste plus particulièrement dans les animaux qui travaillent et fatiguent beaucoup ; elle devient parfois épizootique, parcourt une grande étendue de pays, attaque beaucoup de bestiaux sans cependant occasioner des pertes bien sensibles.

La limace est sans contredit l'une des maladies du pied les plus opiniâtres. Toutes les fois que l'on ne parvient pas à en dissiper l'inflammation primitive, elle passe à l'état d'ulcère rongeant, qui a toujours plus de tendance à creuser qu'à s'étendre ; et quand elle a atteint le ligament interdigité, elle prend un caractère particulier de gravité, qui ne rend que trop souvent infructueux les moyens curatifs les mieux entendus. Pour combattre avec avantage la limace, l'on doit toujours avoir égard à l'état où elle se trouve et à la direction qu'elle tient. La première indication à remplir, dans tous les cas, est de parvenir à connaître la cause occasionelle, afin de l'éloigner, s'il est possible, et de faire cesser son influence pernicieuse. Si l'affection en est encore à son début, on peut chercher à faire avorter l'inflammation, en faisant passer l'animal dans une eau courante et limpide, et en le plaçant, au sortir du bain froid, dans un endroit sec, où le pied ne puisse pas être imprégné d'urine ou d'autres corps irritans. Lorsque la maladie date de plus de huit jours, il faut recourir aux bains et aux cataplasmes émolliens, et persister dans leur usage jusqu'à ce que l'on aperçoive une dégénérescence ulcéreuse. Pendant tout ce temps, la plaie sera pansée avec des étoupes imbibées de vin tiède ou d'eau-de-vie étendue dans une grande quantité d'eau; dès que l'inflammation aura perdu de son intensité, l'on emploiera les lotions astringentes, composées avec le sous-acétate de plomb ou le sulfate de cuivre, et on les rendra plus ou moins concentrées, suivant la résistance du mal à une cicatrisation complète. Si, malgré ces divers moyens, la limace fait toujours des progrès, et qu'elle soit passée à l'état d'ulcère, il faut substituer les caustiques aux astringens, afin de changer cette mauvaise direction et de ramener l'entamure à l'état d'une plaie simple. Le médicament le plus communément employé dans ces circonstances est l'onguent égyptiac, dont on augmente l'activité par l'addition de sublimé corrosif, et que l'on rend moins fort en le mélangeant avec une certaine quantité d'axonge ou mieux d'onguent populéum. Lorsque les bords de l'ulcère sont noirs, baveux ou calleux, il importe d'amputer avec l'instrument tranchant toutes les chairs de mauvaise nature, et de former une plaie la plus unie possible. Dans ces circonstances, le cautère actuel et chauffé presque à blanc peut ranimer l'ulcère et le déterminer à la cicatrisation. On se sert, à cet effet, d'un cautère à pointe arrondie, en ayant soin de ne pas brûler trop fortement ni trop avant.

L'entamure n'offrant plus qu'une plaie simple, l'on revient à l'usage de l'eau-de-vie, ou bien l'on panse simplement avec des étoupes sèches, suivant l'état du mal. Vers la fin et lorsqu'il n'y a plus ni douleur ni chaleur, l'on applique sur la plaie quelques poudres dessiccatives, et l'on termine ainsi la cure de la limace. Très-souvent cette cure est imparfaite, et le bœuf reste boiteux pour toujours. Cela arrive lorsque le ligament interdigité est attaqué et que l'on ne peut pas en obtenir l'exfoliation ; la cicatrisation se fait comme dans la plaie la plus simple, elle paraît complète ; mais le ligament recouvert par les chairs entretient une douleur sourde, empêche ainsi l'animal de pouvoir se servir de son pied franchement et avec liberté. Alors la bête, ne pouvant plus travailler, n'offre d'autre ressource que celle de la boucherie ; si c'est une vache, elle peut encore être laitière, à moins que la douleur, étant forte, ne diminue ou n'altère la sécrétion du lait.

Nous n'avons pas eu occasion d'observer la limace dans les bêtes ovines. Il est vrai que M. Favre en parle dans son *Traité* précité *du piétin ;* mais les faits rapportés par ce vétérinaire peuvent signaler le fourchet aussi bien que la limace ; car l'une et l'autre de ces affections débutent par une inflammation. Ce qui caractérise essentiellement la limace est l'ulcère interdigité, et il n'est guère présumable que cette sorte de plaie puisse s'établir dans le mouton sans que le canal biflexe n'en devienne le siége principal.

§ 2. *L'engravée* (1).

L'*engravée* est une maladie identique avec la foulure de la sole ou des talons du cheval ; elle

----

(1) Cette expression est employée, parce que la maladie est le plus ordinairement occasionée par des graviers, qui

dépend à peu près des mêmes causes et peut avoir les mêmes résultats. Ainsi que la foulure, elle commence par une irritation d'abord légère, mais qui augmente progressivement par les foulées continuées à terre ; étant portée à un certain degré, elle détermine une affluence des humeurs dans la partie, un gonflement, de la chaleur et de la douleur plus ou moins intenses, et par suite divers autres phénomènes, dont quelques-uns peuvent être fort graves.

Les ruminans, dont l'ongle est tendre et qui vont presque toujours pieds nus, s'engravent facilement, sur-tout quand ils marchent sur les cailloux et sur les terrains durs. Ces quadrupèdes ne résistent qu'autant qu'ils marchent continuellement sur un sol mou ou peu consistant.

La bête engravée feint d'abord, finit par boiter toujours de plus en plus, et éprouve, en s'appuyant sur les pieds malades, la douleur la plus vive, qui occasione quelquefois la fièvre et

---

s'enchâssent dans l'ongle et y restent fixés. L'engravée est une affection très-commune dans tous les pays où l'on élève beaucoup d'animaux à grosses cornes, sur-tout dans ceux où ils sont employés, sans être ferrés, à la culture des terres et à différens autres ouvrages.

rend l'animal triste. Si, dans cet état, l'on contraint le ruminant à marcher, il devient bientôt fourbu et incapable de se soutenir. C'est ce que l'on observe fréquemment dans les bœufs que l'on amène de très-loin, et que l'on conduit à Paris pour la boucherie.

L'affection produit constamment l'usure, l'amincissement de l'ongle, et occasione souvent à la sole et aux talons des ecchymoses et des bleimes ; assez ordinairement elle détermine la tuméfaction des couronnes et des paturons, ou donne lieu à la fourbure, dont la chute du sabot est parfois une conséquence.

L'engravée est très-fréquente dans les animaux à grosses cornes, sur-tout dans ceux qui servent aux travaux agricoles. A moins qu'elle n'ait dégénéré en fourbure ou qu'elle ne se trouve compliquée d'autres maladies, le repos, les bains et les cataplasmes émolliens sont les moyens avec lesquels on fait disparaître tous les symptômes de cette affection, dont la cure n'est complète qu'autant que la corne a acquis assez d'épaisseur pour redonner au pied sa solidité première. La ferrure, étant praticable, doit être employée tant pour guérir la maladie que pour en éviter la récidive. Les onglons, pourvus de fers bien faits, bien ajustés et solidement attachés, se trouvent à l'abri des impressions douloureuses, suite d'une longue marche sur des terrains durs, et ils sont par conséquent exempts ou peu sujets à l'engravée. La ferrure ne peut convenir aux bêtes à laine, ni être pratiquée sur elles; quelquefois elle est remplacée par de petites bottines, que l'on attache aux pieds de ces animaux, pour les faire voyager et les préserver des maux de pied. Malgré son utilité, cette dernière méthode ne peut s'employer que pour un petit nombre d'individus à la conservation desquels on attache beaucoup d'importance : elle serait trop dispendieuse et trop longue à mettre en usage dans une troupe composée de plusieurs centaines de têtes.

§ 3. *La fourbure.*

La fourbure, qui survient quelquefois au pied du bœuf, présente les mêmes considérations essentielles que dans le cheval, et n'en diffère que sous quelques rapports particuliers. De même que dans le pied monodactyle, elle parcourt sa marche avec plus ou moins de rapidité et d'intensité; elle peut aussi devenir funeste, faire naître la gangrène et causer la perte de l'individu. Dans certains cas, elle détermine des excroissances cornées, dévie, altère de di-

verses manières les os du pied et le sabot lui-
même; d'autres fois, elle donne lieu à la chute
de l'ongle, qui est bientôt remplacé par une
nouvelle corne, et celle-ci forme avec le temps
un sabot aussi parfait que le premier. On observe que, par l'effet de la fourbure, les veines
provenant du tissu réticulaire prennent constamment de la grosseur et deviennent comme
variqueuses; que l'os de l'onglon est fréquemment altéré et garni de diverses petites exostoses, et que les ravages se propagent ordinairement jusqu'au-dessus des paturons.

Le traitement de cette affection consiste dans
l'usage des moyens indiqués pour le cheval, et
dont l'application est plus difficile, à cause du
peu de docilité de ces didactyles, nullement
habitués à se laisser toucher et lever les pieds.
Quand on est obligé d'en venir à des opérations, il est nécessaire de fixer ces animaux
dans un travail; on peut aussi les abattre, pour
qu'ils se tourmentent moins et pour que l'o-
pérateur soit lui-même moins exposé et plus à
son aise pour agir. Assez souvent, on ne peut
faire les pansemens qu'autant qu'on attache les
malades et que l'on s'en rend maître d'une
manière quelconque.

Au reste, le moyen le plus avantageux, et

sur-tout le plus facile à mettre en usage pour la fourbure du bœuf, consiste dans les frictions de liqueurs spiritueuses aux genoux ou jarrets des membres malades, ainsi que dans l'immersion des pieds fourbus dans la terre glaise, délayée avec du vinaigre et du sulfate de fer (couperose verte); le tout disposé et préparé comme il a été indiqué à l'article *De la fourbure du cheval*, page 196 et suiv.

§ 4. *Des piqûres.*

Les piqûres auxquelles est sujet le pied didactyle peuvent être occasionées par les mêmes corps et de la même manière que celles qui atteignent les pieds du cheval; elles peuvent aussi produire les mêmes désordres et avoir les mêmes résultats.

Le bœuf au labour est exposé à un genre particulier de piqûre, que l'on nomme enrayement, et qui est produite par le soc de l'araire à laquelle il est attelé (1). Cet accident, assez

---

(1) Dans les contrées telles que la ci-devant Provence et les montagnes d'Auvergne, où l'araire est très en usage et presque le seul instrument de labour, l'on désigne son soc sous le nom de *raye* (*rayelle* en Auvergne), et l'on appelle enrayement ou enrayellement les piqûres faites par ce soc.

fréquent, a lieu le plus ordinairement lorsque l'animal, parvenu au bout de la raie, retourne pour tracer un nouveau sillon. A la terminaison de chacun de ces sillons, le bouvier, pesant sur le manche de l'araire pour la retirer de terre, fait élever le bout de la rayelle. Si, dans cet instant, le bœuf tourne de court et sans que le bouvier dérange l'araire, l'animal atteint l'extrémité du soc, et se blesse plus ou moins fortement. Cette sorte de lésion a lieu aussi lorsque la bête, indocile ou éprouvant une surprise, recule tout-à-coup ou tourne brusquement de côté ; enfin quand les bœufs sont attelés trop de court, ils peuvent, en s'alongeant pour tirer, s'enrayer et même se piquer dangereusement.

De même que le clou de rue, l'enrayement peut être superficiel ou profond, léger ou grave, avoir lieu soit à la sole, soit à l'un des talons, être porté dans le fond de l'intervalle interdigité ou dans le pli des paturons. La piqûre faite entre les deux onglons dégénère souvent en limace et exige le même traitement que cette affection ; elle devient quelquefois si grave, que le bœuf, quoique guéri, reste toujours boiteux et ne peut plus travailler. Les autres variétés d'enrayement sont identiques avec les différentes sortes de clous de rue que l'on reconnaît dans le cheval, et dont nous avons traité page 265 et suiv.

§ 5. *Des javarts.*

Ces maladies du pied du bœuf, que certains auteurs ont indiquées très-improprement sous les noms de *fic* et de *crapaud*, ne sont que de trois sortes : le javart *cutané*, le *tendineux* et l'*encorné*. Ces trois variétés de javarts présentent les mêmes caractères, les mêmes considérations que celles qui se remarquent dans le cheval ; elles peuvent aussi exiger les mêmes opérations et demander les mêmes soins.

Le javart cutané du bœuf produit ordinairement plus d'engorgement, plus de douleur que celui du cheval, et il dégénère de même en javart tendineux. Celui-ci détermine toujours un gonflement considérable, qui embrasse souvent toutes les couronnes, les paturons et le boulet en même temps ; d'autres fois l'engorgement monte jusqu'à la partie supérieure du canon, et occasione une fièvre générale, qui fait beaucoup souffrir l'animal, l'empêche de ruminer, le rend triste, dégoûté, et le fait maigrir. Ces deux premières variétés de javarts déterminent fréquemment la chute d'une grande portion de

peau, et compliquent d'autant plus la maladie.
Le javart tendineux donne souvent lieu à la
formation d'un bourbillon, dont la chute laisse
à découvert une plaie plus ou moins profonde.
La matière purulente fuse quelquefois entre
les os des paturons et nécessite de grandes ouvertures. Par son séjour trop prolongé, le pus
peut altérer le ligament interdigité, compliquer l'affection et la rendre même incurable.
Le javart encorné fait des progrès rapides , et
occasione en peu de temps la chute du sabot,
à moins que l'on ne prenne des moyens pour
arrêter sa marche et obtenir la guérison. Dans
ces circonstances , il importe de faire des délabremens et de grandes plaies , que l'on soigne
comme celles du javart encorné du cheval.

§ 6. *Le piétin.*

Le piétin, affection particulière aux bêtes à
laine, consiste dans le développement d'un
ulcère sous-ongulé, qui intéresse d'abord ex-
clusivement le sabot, altère progressivement
les parties intérieures, et finit, si l'on n'en arrête la marche, par détériorer le pied. Deux
ou trois jours avant que la partie malade ne
devienne chaude et que l'animal ne boite,

l'ongle se décolle vers le biseau, et la désunion se fait remarquer le plus souvent en talon, quelquefois à la face interne de l'onglon
et rarement à sa face antérieure et externe. Si
l'on enlève la portion de corne décollée, les
parties sous-jacentes ne paraissent pas sensiblement affectées; elles se présentent dans leur
état normal, et sont seulement recouvertes d'un
épiderme très-fin, légèrement lubrifié par un
fluide oléagineux, dont l'excrétion augmente
peu à peu et qui acquiert par suite une odeur
forte et désagréable. Cette séparation, qui prend
insensiblement de l'étendue, ne peut être que
le résultat d'une inflammation particulière,
d'une altération primitive quelconque; elle
précède constamment la formation de l'ulcère,
qui s'annonce par une légère tuméfaction, s'é-
tablit sans abcès et tend toujours à creuser. Le
pied devient de plus en plus chaud et douloureux; en même temps l'ulcération s'étend,
prend un caractère fongueux, et la portion
d'ongle détachée se durcit, se gerce, se fendille dans une direction parallèle à la couronne.

M. Favre, duquel nous avons beaucoup em-
prunté pour cette description, ajoute avec raison que la partie altérée du sabot se contourne
légèrement en volute irrégulière, et que la tu-

méfaction projette l'ongle en avant; ce qui fait paraître le doigt plus long.

La douleur étant aiguë et continuelle, les bêtes dépérissent promptement; elles boitent toujours de plus en plus et cessent même de s'appuyer sur le membre malade; si les deux pieds de devant sont attaqués, elles marchent et se traînent sur les genoux; lorsque tous les quatre sont affectés en même temps, elles restent couchées sur le côté, et elles continuent à manger en cet état, jusqu'à ce que la mort vienne mettre un terme à leurs souffrances.

A une certaine époque, la presque totalité du tissu sous-ongulé n'offre plus qu'un putrilage, au milieu duquel s'élèvent des fongosités, et quelquefois, mais rarement, des exubérances carcinomateuses. La carie du dernier phalangien et des ligamens, les abcès et les fistules qui ont lieu aux couronnes, compliquent parfois la maladie; la plaie donne une odeur infecte; les parties blanches, ligamenteuses et tendineuses se détachent; l'onglon tombe, et les désordres gagnent progressivement les parties supérieures.

Les boues âcres, les litières imprégnées d'urine et d'excrémens sont considérées comme

susceptibles de développer le piétin, de l'entretenir et de l'aggraver. L'opinion générale est
que les saisons humides contribuent à la propa-
gation de cette maladie ; la contagion semblerait
aussi y participer et en être même la cause principale. Toutefois il est certain que l'affection
règne toujours épizootiquement ; qu'elle attaque la presque totalité des bêtes de la troupe
dans laquelle elle se manifeste, et que les animaux peuvent en être atteints plusieurs fois.

La question de la contagion, mise au concours, en 1818, par la Société royale et centrale d'Agriculture, donna lieu à un travail très-
remarquable, qui fut imprimé en 1823, et dont
l'auteur, M. Favre, vétérinaire très-distingué,
établi en Suisse, se prononça pour l'affirma-
tive. Nonobstant les preuves rapportées à l'appui de cette opinion, corroborées par les observations de Pictet, de MM. Gasparin, Veil-
han et autres, les commissaires ne se crurent
pas suffisamment éclairés pour porter un juge-
ment contre ou en faveur de la contagion ; ils
se bornèrent à déclarer que, d'après de fortes
présomptions, la maladie peut se communiquer ; et ce point important de la médecine
vétérinaire n'a pas été résolu affirmativement.
Les opinions sont encore partagées ; mais la

balance semble pencher aujourd'hui pour la non-contagion.

Un fait sur lequel on s'accorde assez généralement, c'est que le piétin a été importé en France par les mérinos, et l'on a long-temps cru que les animaux de pure race indigène en étaient exempts. Les expériences rapportées par M. Favre prouvent que l'inoculation développe la maladie aussi bien dans les individus du pays que dans les mérinos et les métis. Ces résultats ne s'accordent cependant pas avec les nombreuses observations qui ont été recueillies postérieurement, et ne font que confirmer la première induction.

Le piétin, étant une affection purement locale, n'exige ni remèdes internes, ni traitement particulier; il requiert simplement une opération chirurgicale, qui consiste dans le retranchement de la corne détachée, ainsi que des tissus désorganisés. Cette opération, qui suffirait seule quelquefois pour déterminer une guérison parfaite, doit être exécutée le plus promptement possible, sur-tout aux pieds de derrière, où la maladie fait toujours de plus grands ravages. En retranchant ainsi la corne désunie et altérée, l'on débarrasse le pied de corps étrangers, qui gênaient, comprimaient les parties vives sous-jacentes, et entretenaient la douleur. Le but de l'opération du piétin est conséquemment d'établir une plaie simple et de solliciter une bonne pousse de corne. On enlève par tranches toute la portion d'ongle désunie; il faut aussi amputer les chairs filandreuses; mais ces manœuvres doivent s'effectuer, autant que possible, sans effusion de sang et sans causer de douleur à l'animal. On a soin de retrancher l'ongle en pince, en faisant bien attention de ne pas arriver trop près du vif, afin de ne pas atteindre la division de l'artère plantaire, qui passe en cet endroit : l'ouverture du vaisseau donne toujours lieu à une forte hémorrhagie, et cette circonstance retarde la guérison. On applique sur la plaie, préalablement mouillée avec de la salive ou avec de l'eau, un peu de poudre de vert-de-gris ou de vitriol bleu, et l'on proportionne la quantité de cette poudre à l'étendue et à la gravité du mal. Si les désordres sont considérables, il faut envelopper le pied avec des étoupes, que l'on contourne et assujettit autour des couronnes. On peut même, dans ces cas, substituer avantageusement aux poudres caustiques l'onguent égyptiac, dont on charge la partie de la filasse qui doit être en contact avec la plaie; et l'on aug-

mente ou l'on affaiblit l'activité de ce médicament, suivant l'état du mal et selon les règles
indiquées à l'article de la limace. Toutes les
fois que la plaie, peu étendue, n'exige pas le
secours d'un appareil, on obtient une guérison
plus prompte et tout aussi parfaite. Si la bête
opérée marche dans des endroits humides, et
que l'étoupe qu'elle porte au pied se mouille,
il faut renouveler tous les jours le petit appareil; mais si le pied reste sec, le pansement
ne se fera que tous les deux jours; à chaque
pansement ou visite, l'on aura la précaution
d'enlever toutes les nouvelles portions de corne
détachées, et l'on saupoudrera, comme il a été
dit ci-dessus, les parties qui pourront être
mises à découvert.

L'opération dont il s'agit ne saurait jamais
être pratiquée trop tôt; on doit y recourir dès
le commencement même de la maladie. En
procédant de cette manière, l'on délivre en
peu de temps la troupe d'une affection qui,
étant négligée ou mal traitée, dure long-temps,
produit l'amaigrissement, le dépérissement de
la plupart des bêtes et la mort de quelques-unes.

Pour favoriser les succès de l'opération et
hâter la guérison, il importe de soustraire les
animaux à l'influence pernicieuse des boues, de

l'urine et de toute autre humidité. Si la saison est pluvieuse ou que les lieux du parcours soient humides, il conviendrait de retenir les bêtes à la bergerie ; toutefois elles doivent rentrer pour la couchée. Leurs habitations seront appropriées et débarrassées des fumiers dont elles sont d'ordinaire encombrées, et l'on y fera faire une litière assez bonne pour que les pieds soient secs et exempts d'humidité. Quant aux animaux gravement affectés, qui ne peuvent s'appuyer sur les pieds malades ou qui boitent fortement, ils doivent rester à la bergerie : la marche les fatiguerait et leur deviendrait nuisible.

§ 7. *Le fourchet.*

Le fourchet, affection propre aux bisulques pourvus d'un canal biflexe interdigité, diffère de la limace et du piétin autant par son siége que par les caractères qui lui appartiennent. Les deux dernières maladies sont essentiellement ulcéreuses ; l'une se développe et réside sous l'ongle, l'autre s'établit dans la peau de la bifurcation du pied et tend toujours à creuser. Le fourchet consiste dans l'altération du réservoir folliculaire cutané, donne lieu au suintement d'une humeur qui s'y accumule, et qui,

par son séjour, occasione différens désordres
qui nécessitent parfois l'ablation de la poche. Il
s'annonce toujours par une inflammation, qui
donne lieu à un gonflement plus ou moins fort
et étendu. Borné d'abord à l'entre-deux des
doigts, ce gonflement inflammatoire gagne peu
à peu le pourtour du canal biflexe, et finit par
embrasser les couronnes et les paturons ; dès
le principe, il donne lieu à la boiterie, qui augmente en raison des douleurs et des désordres
intérieurs. La tuméfaction est toujours plus
considérable, plus marquée autour de l'orifice
du réservoir interdigité, d'où sort une humeur
séreuse dans les premiers temps, puis séro-pu-
rulente et fétide. Le mal continuant à faire des
progrès, le canal folliculaire s'engorge, s'ulcère, devient foyer d'abcès et s'élève d'entre
les deux os des couronnes, comme un bourbillon de l'intérieur duquel s'échappe une matière purulo - sanieuse. Les souffrances sont
alors excessives, et elles déterminent tous les
dérangemens que nous avons signalés à l'article
du piétin. Le fourchet se complique souvent de
l'ulcération de la peau qui tapisse le fond de la
bifurcation du pied, ainsi que de celle des tendons et ligamens, et il se termine quelquefois

par la gangrène, sur-tout lorsque la maladie est abandonnée à elle-même.

Le plus souvent l'affection n'attaque qu'un seul pied, et l'animal marche sur trois jambes assez facilement ; d'autres fois elle se montre aux deux pieds de devant ou de derrière, et jamais à tous les quatre en même temps. Elle se manifeste en toute saison, mais plus particulièrement pendant les grandes chaleurs et les longues sécheresses, et elle est en général plus fréquente dans les troupeaux que l'on conduit journellement sur des parcours arides, secs, pierreux et échauffés par le soleil. Ces conditions, si favorables à son développement, peuvent aussi en devenir les causes essentielles : par l'effet de la chaleur et de la marche continuelle sur des terrains durs, l'humeur sébacée du canal interdigité doit nécessairement s'épaissir, se concréter, s'altérer de diverses manières et devenir corps irritant, susceptible d'exciter une inflammation locale, en un mot d'établir le fourchet. La poussière, la boue et les autres corps étrangers, introduits accidentellement dans le canal, peuvent produire les mêmes résultats. L'inflammation de la bifurcation du pied peut également occasioner la maladie.

Le fourchet paraît être plus commun dans les départemens méridionaux que vers le nord de la France. Chabert rapporte (1) qu'il se montre enzootiquement sur les bords de la Gironde, dans le Bas-Médoc, sur les bords de la mer, dans les Pyrénées, dans les montagnes d'Auvergne, etc., et qu'il se manifeste quelquefois dans plusieurs troupeaux en même temps, forme des sortes d'épizooties et semble se propager par contagion; mais ce mode de transmission est contraire à toutes les observations recueillies jusqu'à présent. Toutes les fois que l'affection attaque un grand nombre d'individus, c'est que tous les animaux ont été exposés aux mêmes influences, et que les uns succombent sous l'action des agens délétères, tandis que quelques autres leur résistent.

Le traitement doit toujours varier, suivant le degré où la maladie se trouve portée. Lorsqu'elle est encore à son début, l'inflammation locale peut se dissiper par des lotions émollientes et par quelques soins hygiéniques, qui auront pour but de soustraire le pied aux in-

(1) *Du Fourchet dans les bêtes à cornes*, par Chabert. *Instructions et Observations sur les maladies des animaux domestiques.* Année 1793, page 177.

fluences pernicieuses. Ces premiers moyens
étant insuffisans, on aura recours aux lotions
composées avec le sous-acétate de plomb liquide
(extrait de Saturne), étendu dans de l'eau bien
froide, ou avec une dissolution de proto-sul-
fate de fer (couperose verte). Lorsqu'il y a du
gonflement et de la chaleur aux parties environnantes, on seconde les lotions par l'application
d'un cataplasme astringent, dont on enveloppe
tout le pied jusqu'au milieu du canon, et que
l'on assujettit avec une ficelle ou ligature. Ce
cataplasme se compose ordinairement de suie
de cheminée, passée au tamis et liée avec une
suffisante quantité de vinaigre. Si l'engorgement
est considérable et accompagné de tension des
tissus, il faut pratiquer quelques scarifications
autour de la couronne, afin de produire le dé-
gorgement des parties, de rétablir l'activité du
mouvement circulatoire et de prévenir ainsi le
développement de la gangrène. Dès que les parties ont repris une certaine souplesse, il convient d'employer les cataplasmes émolliens, et
de les asperger avec l'acétate de plomb liquide,
afin de les rendre assez actifs pour qu'ils rétablissent l'action des tissus et qu'ils aident le dé-
gorgement.

L'ulcération du canal, son engorgement par

l'accumulation de la matière purulente, peuvent entretenir l'irritation et empêcher la guérison ; il faut, dans ce cas, effectuer, sans balancer, l'ablation de ce réservoir devenu en quelque sorte corps étranger. Cette opération du fourchet se pratique avec un scalpel droit, une érigne et une pince à dissection ; elle n'exige nulle autre précaution préparatoire que celle de dégorger les parties, et elle s'exécute de deux manières. Lorsque le canal, gorgé de matières, fait une forte saillie à la face antérieure de la région digitée, on le circonscrit par une incision circulaire, qui comprend toute l'épaisseur de la peau, on le saisit ensuite avec l'érigne ou avec la pince, et on le retire en dehors. Son extraction est facile et ne demande d'autre précaution que de couper les filamens, qui tiennent un peu fortement entre les os des couronnes. Si, au lieu d'être proéminent, le canal forme un enfoncement ou se trouve seulement au niveau des autres parties, l'on doit commencer par faire une incision longitudinale, qui partira de l'ouverture même du réservoir, et se prolongera en haut dans la longueur d'environ un pouce et demi. Après cette incision, on fait tenir les deux onglons bien écartés ; on enfonce le bout du manche du scalpel entre les os de

couronnes, on fait agir l'instrument de manière à déchirer le tissu lamineux et à découvrir
la poche cutanée, que l'on se propose d'enlever : celle-ci étant prise avec la pince est re-
tirée et renversée en dehors ; après quoi, on la
coupe pour la séparer de la peau, et l'opération
se trouve effectuée. M. Favre conseille de saigner
la partie dans un seau d'eau fraîche, pendant cinq
ou six minutes. Après, on procède au pansement
avec des plumasseaux gradués et imbibés d'eau-
de-vie ; on enveloppe tout le bas du membre de
plumasseaux trempés dans de l'eau salée et vinaigrée, en ayant soin de passer quelques-uns
de ces plumasseaux entre les onglons ; l'on
maintient l'étoupade avec un linge que l'on
applique par-dessus et que l'on fixe au moyen
de quelques points de suture. Ce mode d'assu-
jettissement est préférable à l'emploi des cordes
et autres ligatures, qui serrent et étranglent
quelquefois la partie au point de donner lieu à
la gangrène et d'entraîner à la mort.

Les pansemens subséquens seront les mêmes
que ceux-ci ; ils auront lieu tous les jours, et la
maladie arrivera à une prompte guérison.

L'affection se trouve-t-elle compliquée du
décollement d'une partie des sabots, l'on doit
amputer, par tranches successives, toute la

corne désunie, ainsi que les chairs baveuses et filandreuses qui se trouveront par-dessous. Ce retranchement s'effectue avec une petite feuille de sauge et de la même manière que celle qui est prescrite pour l'opération du piétin. Le pansement et les soins subséquens sont les mêmes que ceux qui ont déjà été indiqués, et l'opération, quoique compliquée, ne rend pas la cure sensiblement plus longue.

Les animaux opérés doivent être retenus à la bergerie, y être nourris sobrement et abreuvés d'eau limpide, légèrement acidulée, mais non au point de rebuter les bêtes et de les empêcher de boire. Des breuvages d'eau tiède vinaigrée seront administrés aux individus gravement affectés, qui refuseraient de prendre d'eux-mêmes la boisson.

APPENDICE.

Nous venons de faire connaître les principales maladies qui se manifestent aux pieds des animaux didactyles, et dont quelques-unes leur sont exclusives. Nous eussions pu étendre ce tableau, soit en rappelant toutes les affections communes aux monodactyles, soit en faisant l'historique des diverses altérations qui peuvent survenir accidentellement. Nous avions d'abord conçu l'idée de consacrer un article aux ulcérations, suite des phlyctènes qui s'établissent autour de la bifurcation du pied fourchu et se montrent en même temps à la bouche. Comme ces lésions ne sont que des complications, des signes particuliers de la maladie aphtheuse qui régna épizootiquement, en France, dans les années 1810 et 1811, maladie que M. Favre propose de désigner sous le nom de *phlycténée glosso-pède*, il eût fallu donner l'histoire de l'affection principale, et dépasser les bornes prescrites à un simple Traité du pied : cette considération nous a déterminé à ne faire qu'une simple mention de ces ampoules digitées, et cette indication ne pouvait être mieux placée que dans un appendice à la description des maladies du pied didactyle.

La chaleur, la douleur et la rougeur annoncent la formation de la phlyctène dont il s'agit, et qui s'établit entre les deux onglons. Cette vésicule ou ampoule ne tarde pas à se crever, laisse échapper une humeur limpide, parfois jaunâtre, mais nullement corrosive, et donne lieu à un petit ulcère dont les bords sont comme déchirés. Ces ulcérations restent stationnaires pendant quelques jours, et tendent ensuite à la cicatrisation, qui se complète en

peu de temps. Quelques lotions légèrement
détersives ou astringentes et la propreté suffisent pour en favoriser la guérison. La période
inflammatoire, étant la plus douloureuse, exige
quelques soins particuliers, comme de retenir
les animaux à l'habitation, et de leur mettre
les pieds sur une bonne litière. Les cataplasmes
et les bains émolliens conviendraient aussi pour
apaiser l'inflammation; mais ces moyens ne
peuvent être mis en usage sur les bêtes à laine
que lorsque le nombre des malades est très-peu
considérable.

ARTICLE II.

PIED DU PORC.

Ce quadrupède pachyderme porte à chaque
pied quatre doigts d'une inégale longueur,
mais parfaitement semblables aux onglons des
didactyles : les deux doigts du milieu (*Pl. V*,
fig. 1, *a,a*), plus gros et plus longs, servent
constamment à l'appui ; les deux latéraux et
postérieurs (*fig.* 1, *c,c*), dont l'un est externe et
l'autre interne, constituent deux appendices
détachées, susceptibles de s'éloigner des deux
principaux onglons, et de donner par là même
plus de surface au pied du porc, qui aime à

vivre dans les lieux boueux et humides. Tant que l'animal chemine sur des terrains fermes et résistans, il prend son appui sur les deux doigts du milieu ; dès qu'il est dans les endroits mouvans, peu consistans, les onglons latéraux lui deviennent d'un grand secours : en s'écartant des antérieurs, ils donnent plus d'assurance au pied, l'empêchent d'enfoncer aussi facilement, et concourent à le débarrasser s'il se trouve embourbé.

Les onglons du porc offrent la même structure organique que ceux du pied didactyle ; ils ne diffèrent entre eux que par la forme, la longueur et la situation. Parmi les affections auxquelles ils sont exposés, les plus importantes sont l'engravée et les piqûres. De même que dans la bête bovine, l'engravée est le résultat des marches forcées que l'on fait soutenir aux porcs pour les conduire aux foires ou aux marchés. Elle commence par une douleur légère, qui fait boiter l'animal et le rend traînard. La marche continuant augmente l'irritation et fait naître tous les phénomènes de fourbure ; le porc boite de plus en plus, finit par ne pouvoir plus se soutenir, et reste couché. Pour ne pas le laisser périr en place, l'on est alors obligé

de le juguler, ou bien de le transporter vivant
sur une voiture jusqu'au premier endroit. Lorsque l'inflammation est arrivée à un certain
degré, les douleurs ne laissent point de repos
à l'animal; il jette des cris continuels, tour-
mente ainsi les autres porcs, les empêche de
prendre du repos et les fait maigrir. Aussi, les
marchands habitués au commerce de ces animaux ont-ils la sage précaution de retirer de
la troupe les individus qui deviennent engravés;
ils les vendent, les tuent, et s'en débarrassent
d'une manière quelconque.

Les piqûres et les différentes blessures dont
peut être atteint le pied du cochon se guérissent avec quelques soins, qui ne peuvent être
le plus souvent qu'hygiéniques, en raison des
difficultés qu'on éprouve à manier ces animaux.

Le pied tétradactyle, dont nous nous occu-
pons, est encore exposé à une inflammation
particulière, qui survient dans le fond de la bifurcation des deux grands onglons, et qui a
beaucoup de rapports avec la limace de la bête
bovine. Cette affection débute de la même manière que la limace : la peau du fond de l'espace interdigité blanchit, laisse suinter une
humeur séreuse, et présente parfois des cavités
irrégulières, sortes d'ulcères produits par le

séjour des graviers, qui finissent par s'enchâs-
ser; elle reconnaît pour causes essentielles les
graviers ainsi que les corps étrangers qui se
fixent dans le fond de l'entre-deux des doigts.
Elle peut donner naissance à des javarts tendineux, occasioner le gonflement de toute la région digitée, produire une tuméfaction excessive et faire naître la gangrène. Quelques lotions détersives et astringentes suffisent pour
calmer l'inflammation commençante, et prévenir tout accident fâcheux. Lorsque les douleurs sont considérables et qu'elles font maigrir l'animal malade, l'on se décide ordinairement à abattre le porc, afin de diminuer la
perte qui résulterait de sa mort naturelle ou
de la longueur du traitement.

ARTICLE III.

LE PIED, OU PLUTOT, LA PATTE DU CHIEN ET DU CHAT.

Le pied des animaux carnassiers diffère de ceux
qui sont pourvus de sabots non-seulement par
ses divisions, mais encore par l'arrangement et
l'usage de ses parties constituantes. Les pattes
du chien et du chat offrent communément
cinq doigts, dont quatre principaux sont toujours constans; tandis que le cinquième, placé

au côté interne et correspondant au pouce de l'homme, manque ordinairement aux pattes de derrière. Ces doigts, séparés les uns des autres (*Pl.* V, *fig.* 4), sur la longueur des deux dernières phalanges, sont armés d'ongles recourbés, plus ou moins longs et pointus. La surface plantaire de chaque patte offre cinq principaux corps, arrondis, mollasses, à surface chagrinée (*fig.* 2, *a,b,b,b,b*), que l'on nomme *tubercules plantaires*, et qui servent à faire l'appui. Quatre de ces tubercules plus petits (*fig.* 2 et 5, *b,b,b,b*) sont rangés en demi-cercle, en arrière des ongles, et tiennent aux quatre grands doigts; le cinquième (*fig.* 2 et 5, *a*), beaucoup plus gros, a la forme d'un trèfle, est placé dans le milieu de la surface plantaire, et occupe l'espace demi-circulaire formé par les quatre premiers tubercules. Le pli du genou, correspondant au poignet de l'homme, porte une callosité (*fig.* 5, *c*; *fig.* 6, *b*) semblable aux tubercules plantaires, et dont l'usage n'est pas connu.

La patte du chien est quelquefois pourvue d'un ergot, qui ne diffère du petit doigt qu'en ce qu'il n'a qu'une phalange et qu'il est plus détaché. Les ongles de ce carnivore, obtus (*fig.* 4, *d,d,d,d*) et creusés en gouttière

(*fig.* 5, *c,c,c,c*), ne servent qu'à gratter la terre ou à gratter l'animal lui-même.

La patte du chat est constamment divisée en cinq doigts dans les membres antérieurs, et en quatre dans les postérieurs; elle est généralement plus poilue et plus douce que celle du chien: ses ongles, crochus, longs, aigus et très-rétractiles, constituent les griffes, que le chat retire à volonté, et qu'il tient cachées dans leur étui (*fig.* 5); l'animal ne les développe (*fig.* 6, *c,c,c,c*) et ne les fait sortir que lorsqu'il veut saisir une proie, se défendre ou attaquer, et s'empêcher de glisser. C'est aussi à l'aide des griffes que le chat grimpe, s'accroche et égratigne.

Chaque doigt des animaux dont il s'agit est composé d'une série de parties séparées par des jointures et disposées comme le reste des membres du cheval. En comprenant depuis le genou ou le jarret jusqu'à terre, on compte trois phalanges dans les doigts parfaits, deux dans le petit doigt qui correspond au pouce de l'homme, et une seule dans l'ergot que porte quelquefois le chien. Chaque doigt parfait présente absolument le même mode d'arrangement que dans le quadrupède monodactyle, établi pour type de comparaison; mais il en diffère

par la forme particulière de son ongle, ainsi
que par l'organisation de ses tubercules plantaires, qui forment autant de protubérances
mollasses, susceptibles de résister à l'usure, et
de donner beaucoup d'assurance à la patte.
Chacun de ces corps plantaires a pour base un
tissu lamineux, blanc, graisseux et de la même
nature que le coussinet plantaire des autres
quadrupèdes (*fig.* 5, *a,a*) : il porte une enveloppe chagrinée (*fig.* 5, *b,b,b*), pourvue d'un
épiderme épais et dur. Cette production dérive
de l'union, de l'association et de la combinaison
particulières des vaisseaux et des nerfs cutanés ;
elle se détache quelquefois, s'enlève, se détruit
et se régénère à la manière de la corne. Au-
dessous de cette même enveloppe se trouve un
réseau vasculaire, susceptible d'inflammation,
d'engorgement, et qui devient, dans certaines
circonstances, le siége d'une affection à laquelle
est exposé le chien, et que l'on nomme l'aggravée.

Le chien et le chat peuvent s'échauder, se
brûler, se piquer, se blesser aux pieds et éprou
ver diverses autres lésions plus ou moins graves. L'eau bouillante versée sur la patte produit fréquemment l'enlèvement des poils et de
l'épiderme et constitue ce que l'on nomme l'é-

chauboulure. Si elle ne touche que le dessous du pied, elle fait détacher quelques-unes des enveloppes dont sont pourvus les tubercules plantaires; quand elle atteint les extrémités des doigts, elle peut faire tomber les ongles. Dans l'un et l'autre de ces cas, elle détermine des douleurs vives, que l'on prévient, soit en plongeant la partie nouvellement offensée dans l'alcool, ou en versant dessus de l'éther sulfurique, ou bien en la couvrant d'un liniment alcalin. Toutes les fois que l'accident date de plus de vingt-quatre heures, on ne doit employer que des substances grasses ou mucilagineuses, qui, étant maintenues appliquées sur toute la patte, modèrent les douleurs, préservent le vif de l'abord de l'air et donnent de la souplesse aux parties. On étend du beurre ou du saindoux sur un morceau de papier brouillard ou sur des feuilles de poirée, on en couvre les surfaces dénudées de leur enveloppe extérieure, et l'on entoure ensuite toute la patte d'un cataplasme, dont on fixe le linge par des points de suture. On continue ce pansement une fois par jour, et jusqu'à ce que la guérison soit sur sa fin, ce qui n'est ordinairement pas long-temps à avoir lieu.

Les différentes brûlures occasionées par le

feu, par des corps métalliques chauds, qui tombent sur les pattes, ou sur lesquels marchent ces animaux, ou desquels ils s'approchent de trop près, peuvent avoir les mêmes suites que celles de l'eau bouillante, et elles exigent les mêmes soins.

Les épines, les épingles, les brins de chaume et autres corps aigus introduits dans la patte du chien, y établissent de la douleur, quelquefois une fièvre locale, et donnent lieu à des abcès, qui, une fois ouverts et léchés par l'animal, guérissent très-promptement. Lorsque ces corps sont arrachés sur-le-champ, ou peu de temps après leur implantation dans le pied, ils ne produisent nulle suite fâcheuse.

Toutes les blessures faites à la patte et non envenimées ne sont nullement dangereuses ; elles guérissent d'autant plus vite et plus sûrement que, par le moyen de sa langue, le chien les tient toujours propres.

De l'aggravée.

L'aggravée consiste, comme il a été dit précédemment, dans l'inflammation du réseau vasculaire, qui se trouve au-dessous de l'enveloppe chagrinée, dont sont pourvus les tubercules plantaires. Cette affection ne se fait

remarquer que dans les chiens, et presque toujours dans ceux de chasse, plus exposés que les
autres à faire des courses long-temps continuées. Elle est, de même que la fourbure des
quadrupèdes à sabots, le résultat ordinaire des
foulées, des exercices trop prolongés sur un sol
dur, pierreux, échauffé par le soleil ; sur des
chaumes parsemés d'épines ; sur des terrains
couverts de neige et de glace. On sait que le
chien de chasse, sur-tout quand il est jeune et
ardent, est presque toujours en mouvement,
qu'il court de côté et d'autre, va, vient,
brave la fatigue, souvent même les blessures,
et ne s'arrête que lorsqu'il ne peut plus se soutenir sur ses pattes. Dans ces circonstances, la
marche produit absolument les mêmes phénomènes que ceux qui ont été signalés à l'article
de la fourbure du cheval. L'inflammation se
manifeste en premier lieu aux tubercules plantaires, se propage insensiblement et finit par
envahir toute la patte, qui est alors gonflée,
rouge et chaude.

La maladie parcourt ses périodes avec plus
ou moins de rapidité, suivant que la partie a
été plus vivement et plus long-temps irritée.
Le plus souvent l'animal se met à boiter, dès
le début même de l'inflammation, et il ralentit
ses exercices en raison des douleurs qu'il res-

sent ; d'autres fois l'aggravée se déclare d'une manière subite et avec des symptômes graves : cela arrive plus particulièrement dans les chiens qui se laissent emporter par l'ardeur de découvrir le gibier, ou de poursuivre la bête qui fuit devant eux. Au retour de la chasse, les souffrances se manifestent et deviennent d'autant plus considérables, que l'animal est resté quelque temps couché. La fièvre locale devient intense et quelquefois générale ; elle contraint le malade à rester sur la paille et produit l'anorexie.

Les suites ne sont dangereuses qu'autant que l'affection est parvenue à un très-haut degré et qu'elle a été complétement négligée. Le plus souvent le chien est rétabli après quelques jours de repos sur un bon lit de paille fraîche, et en ne prenant qu'une nourriture légère, comme de la soupe ou du lait. La maladie ne réclame des soins particuliers que lorsqu'elle présente une certaine gravité, qu'elle peut produire de longues souffrances et avoir des suites fâcheuses. Dans les premiers temps de l'inflammation, l'on enveloppe la patte affectée avec un cataplasme astringent, que l'on compose de suie de cheminée, ou de terre glaise, ou de blanc d'Espagne, délayés dans du vinaigre, et que l'on assujettit avec une ficelle ou des points de suture. Pour prévenir, autant que possible, les accidens ultérieurs, il convient de tenir le malade à la diète, et de ne lui donner que du lait pour toute nourriture. La fièvre générale, étant très-développée, nécessite de légères saignées à la jugulaire, et ces saignées doivent être renouvelées jusqu'à cè que la réaction fébrile s'apaise. Lorsque le gonflement de la patte est accompagné d'une tension extrême, et que la gangrène est à craindre, il faut se hâter de pratiquer quelques scarifications; on lave les plaies avec de l'eau froide, chargée d'un peu de sous-acétate de plomb liquide (extrait de Saturne). S'il s'établit de la suppuration, l'on panse comme dans les cas ordinaires, et l'on seconde ce travail par les bains et les cataplasmes émolliens; dès que les plaies sont de bonne nature et qu'elles rendent peu de pus, on les laisse lécher par le chien; ce genre d'ablution hâte la cicatrisation et amène une guérison radicale.

Outre les accidens dont nous venons de parler, les chiens sont encore sujets à avoir la patte foulée, meurtrie et même écrasée. La foulure simple se guérit d'elle-même; elle ne demande de secours qu'autant qu'elle est accompagnée d'une fièvre locale, que l'on dissipe par les bains et par les cataplasmes émolliens. Il n'en est pas de même de certaines meurtrissures qui, malgré tous les soins que l'on peut apporter, donnent lieu à des dépôts purulens et font long-temps souffrir les animaux. Dans le principe de ce dernier accident, l'on doit toujours commencer par fortifier la partie, et l'on se conduit ensuite suivant la circonstance. Immédiatement après la meurtrissure, l'on peut mettre pendant quelque temps la patte dans l'eau froide, et l'envelopper ensuite de compresses imbibées d'une dissolution de sulfate de fer (couperose verte). S'il y a des parties tellement meurtries qu'elles soient sans vie, on les ampute; si les os sont fracturés, on extrait les esquilles qui peuvent exister, on applique ensuite un bandage convenable pour maintenir en contact les abouts fracturés et en obtenir la soudure. Souvent la patte a été prise sous une roue ou sous une grosse pierre, et est tellement maltraitée, que l'on est obligé d'en faire l'amputation. Chacune de ces circonstances exige un traitement particulier qu'il serait trop long d'exposer en détail, et dont nous avons d'ailleurs développé les principes en traitant des maladies analogues dans le cheval.

Patte des oiseaux domestiques.

Dans ces volatiles tirés de la classe des galli
nacés et des palmipèdes, la patte commence à
l'extrémité inférieure de la jambe, comprend
le canon et les doigts (*Pl.* VI, *fig.* 1, 3,
5 et 6); elle est nue et dépourvue de plumes, brunâtre et écailleuse dans les gallinacés
(*fig.* 1); tandis que dans les palmipèdes (*fig.* 5
et 6) elle a une couleur ou jaune ou d'un jaune
rougeâtre, et au lieu d'écailles elle est parsemée de petits mamelons qui rendent sa surface
comme chagrinée. Les pattes des poules, des
dindons et des pigeons, placées sous le milieu
du centre de gravité de ces oiseaux, sont plus
grosses et beaucoup plus longues que celles des
oies et des canards, qui se trouvent en arrière
du centre de leur corps, et rendent leur marche
lente, difficile et clopinante.

Le canon, que l'on peut regarder comme la
tige de la patte, est cannelé sur les parties la--
térales, et plus gros à ses extrémités que dans
son milieu. Les doigts, au nombre de quatre,
dont trois en avant et un en arrière, sont écartés l'un de l'autre et terminés par un ongle, qui
leur sert à gratter la terre et à retourner les
différens corps. Parmi les trois doigts anté-

rieurs , celui du milieu est le plus gros et le plus
long ; il est divisé en quatre phalanges , qui sont
au nombre de cinq dans le doigt externe , et de
trois seulement dans l'interne. Le doigt postérieur est placé du côté interne , porte deux phalanges , et correspond au pouce de la main de
l'homme. Chaque doigt offre à sa face inférieure
(*fig.* 2, *b*) une série de petits tubercules plantaires , chagrinés , scabreux , et dont les plus
gros se trouvent sous les jointures des phalanges.
A l'origine des trois doigts antérieurs et sous
la tige de la patte, se trouve un gros tubercule
(*fig.* 2 et 5, *a*), qui correspond au tubercule
médian du chien et du chat.

Dans les coqs , il pousse, en même temps
que la crête , un *éperon* ou *ergot* qui vient au-
dessus du doigt postérieur. Cet ergot (*fig.* 1, *b*),
qui est sans division , paraît à l'âge de trois
mois , commence par une éminence mammi-
forme , et acquiert une longueur considérable ,
sur-tout dans les individus que l'on ne cha-
ponne pas. L'apparition de l'ergot est aussi
l'époque à laquelle les écailles caduques tombent pour faire place aux écailles de rempla-
cement.

Dans les palmipèdes , les pattes courtes et
faites en rames (*fig.* 5 et 6) ont les doigts de

devant réunis jusqu'aux ongles par un prolongement membraneux, qui dérive de la peau,
et constitue deux membranes interdigitées. Le
doigt postérieur très-petit est au-dessus du
plan des antérieurs (*fig.* 5, *d*; *fig.* 6, *a*), et ne
forme qu'un petit appendice sans usages connus. Les gallinacés, qui ont les ongles plus
gros que les oies et les canards, offrent, à l'origine des doigts, des palmures qui, dans le dindon, se prolongent sur les côtés des doigts et
y forment des franges dentelées.

La tige de la patte de tous ces animaux est
formée par un os long, cylindroïde, cannelé antérieurement suivant sa longueur, et dépourvu
de péroné. Cet os porte, à son extrémité inférieure, trois éminences remarquables, dont chacune s'articule avec le premier phalangien de
l'un des trois doigts de devant, tandis qu'il est sé-
paré du premier phalangien du doigt postérieur
par une sorte de poulie ou astragale qui est
intermédiaire. Sous les tendons tant antérieurs
que postérieurs, apposés le long de la tige, se
trouvent divers petits muscles qui vont s'attacher à la base des doigts et concourent à leurs
mouvemens. La peau des pattes comprend deux
parties très-distinctes, dont une interne, très-
organisée et rouge en dehors, est molle, cons-

litue le derme et porte le tissu réticulaire;
l'autre, externe, dure, insensible et écailleuse
dans les gallinacés, correspond à l'épiderme et
forme les écailles, ainsi que les mamelons des
palmipèdes.

Les oiseaux domestiques sont très-exposés à
avoir les pattes cassées, les doigts blessés et
même coupés. Les fractures du canon des jeunes
sujets guérissent très-facilement et n'exigent
que le maintien en contact des abouts fracturés, au moyen de petites éclisses dont on entoure la tige de la patte. La plupart des blessures et autres lésions des doigts se dissipent
d'elles-mêmes et sans faire maigrir l'animal.
Lorsque ces altérations sont graves, comme
dans le cas de fracture d'une phalange, le meil-
leur moyen de guérison est de couper le doigt
affecté, en arrière du mal. Quelquefois la goutte
s'empare des pieds et cause de grandes douleurs; dans ce cas, les pattes se gonflent, deviennent raboteuses, prennent la couleur du
plâtre, et l'oiseau ne peut plus s'appuyer dessus. Cette maladie, qui s'annonce aussi par le
hérissement des plumes, est presque toujours
occasionée par le froid. Suivant quelques auteurs, on la prévient en tenant les animaux
chaudement, et l'on y remédie en leur lavant

les pieds avec une décoction d'ellébore blanc ; à défaut d'ellébore, on se sert d'une dissolution de couperose verte.

De même que les chiens et les chats, les poules peuvent se brûler les doigts et en éprouver des douleurs vives, qui les font maigrir. Lorsque ce genre d'accident est grave, il faut se hâter de couper toute la partie malade ; l'on cautérise ensuite la plaie, afin d'arrêter l'hémorrhagie et de préserver la partie de toute irritation fâcheuse.

EXPLICATION DES PLANCHES.

PLANCHE PREMIÈRE.

FIGURE 1ʳᵉ.

ELLE représente l'os du pied du cheval, vu par ses faces antérieure et supérieure, et étant dépourvu de ses cartilages latéraux.

a. Surface articulaire bi-concave.

b. Surface antérieure, poreuse et recouverte par la muraille du sabot.

c. Éminence pyramidale, destinée à affermir l'articulation du pied avec l'os de la couronne.

d. Bord inférieur ou tranchant de l'os du pied.

e. Trou par où passe l'artère préplantaire.

FIGURE 2.

Le petit sésamoïde détaché, et représenté par sa face externe, sur laquelle glisse le tendon perforant.

FIGURE 3.

L'os du pied vu par sa face inférieure ou plantaire.

a. Surface concave, légèrement poreuse et correspondant à la sole.

b. Rebord raboteux et demi-circulaire, auquel s'insèrent les fibres du tendon perforant

Figure 4.

On y voit les trois phalangiens dénudés de toutes parties molles, étant articulés l'un à la suite de l'autre et représentés par le côté droit.

a. Le premier phalangien ou l'os du paturon.

b. Le second, ou l'os de la couronne.

c. Le dernier, ou l'os du pied.

d. Trou situé à la base du cartilage latéral, et qui donne passage à l'artère préplantaire.

Figure 5.

Les trois phalangiens représentés sur le côté gauche, et étant recouverts des tendons et des ligamens.

a. Cartilage latéral de l'os du pied, dénudé et vu dans son état naturel.

b. Ligament latéral antérieur, qui vient de l'os de la couronne, et s'insère dans la petite fosse raboteuse, placée entre le cartilage latéral et l'éminence pyramidale du bord supérieur.

c. Tendon perforant, qui passe dans l'anneau du perforé et se perd derrière le cartilage latéral.

d. Tendon perforé, dont l'anneau laisse passer le tendon précédent.

e. Anneau ligamenteux, destiné à contenir les deux tendons précédens dans la coulisse, formée par les deux grands sésamoïdes.

f. Expansion pyramidale, provenant des tendons extenseurs du pied.

(571)

FIGURE 6.

Elle est à peu près la même que la *fig*. 5 : mais la pièce est vue sur le côté droit, et le cartilage latéral a été enlevé, afin de laisser à découvert le ligament latéral postérieur.

a. Expansion pyramidale, qui provient des muscles extenseurs, et s'insère au bord supérieur du dernier phalangien entre les deux ligamens latéraux antérieurs.

b. Ligament latéral antérieur, isolé et dans son état naturel.

c. Ligament latéral postérieur, plus long et plus mince que le précédent.

d. Tendon perforé, avec l'anneau qui livre passage au tendon perforant.

e. Tendon perforant, engaîné dans le tendon précédent.

f. Bride ligamenteuse oblique, qui vient du grand sésamoïde, se réunit à l'expansion pyramidale *a*, concourt à l'affermir, et la maintient appliquée sur l'os du paturon

PLANCHE II.

FIGURE 1ère.

Coupe longitudinale qui partage également et d'avant en arrière le paturon, la couronne et le pied.

a. Tendon provenant des muscles extenseurs du pied.

b, *b*. Tendon perforant, dont la partie inférieure est recouverte par le coussinet plantaire, et dont l'extrémité inférieure s'épanouit et forme *l'aponévrose du pied*.

c. Le coussinet plantaire, ou le corps pyramidal, placé entre la corne de la fourchette et le tendon précédent, et dont la base ou partie supérieure se confond avec la peau des talons et du pli du paturon.

d, d. Le tissu réticulaire ou la chair du pied (1).

e. La paroi ou la muraille du sabot, dont les fibres sont longitudinales et plus rapprochées en dedans qu'en dehors, où elles sont sans vie et souvent sans cohésion.

f. Portion du sabot qui occupe la face inférieure ou plantaire du pied, et forme la corne tant de la fourchette que de la sole.

FIGURE 2.

Elle est destinée à représenter les vaisseaux sanguins, et plus particulièrement la disposition des veines du pied.

a. Expansion pyramidale formée par les tendons extenseurs.

b. Bride ligamenteuse, qui sert à affermir l'expansion précédente.

c, c. Veine latérale qui s'élève du pied, monte sur le côté de la couronne et du paturon, et accompagne l'artère du même nom.

d, d. Artère latérale. Ce vaisseau descend sous la veine, fournit des divisions moins nombreuses et bien plus petites que les ramifications veineuses, avec lesquelles elles s'entrelacent.

FIGURE 3.

Dans cette figure, on a eu pour but de représenter la disposition de l'artère latérale et ses principales divisions.

---

(1) Il est à remarquer que, dans cette figure, la chair est trop épaisse en pince, que l'os quitte sa direction naturelle, et qu'il y avait un commencement de maladie.

a, a. Artère latérale , qui s'étend depuis les grands sésamoïdes, sur le côté du paturon et de la couronne, jusqu'au côté de l'os du pied, où elle donne deux branches.

b. Division, émanée de l'artère latérale, et qui fournit les ramifications qui se répandent sur la face antérieure du paturon.

Figure 4.

Elle représente les divisions produites par l'artère latérale.

a. Ligament suspenseur du paturon, qui vient des grands sésamoïdes, et s'insère dans le milieu du rebord postérieur du deuxième phalangien.

b, b. Les deux extrémités de la bride ligamenteuse, coupée par le milieu, destinée à maintenir les deux tendons fléchisseurs contre la face postérieure de l'os du paturon.

c, c. Artères latérales.

d, d. Divisions très-profondes et anastomotiques de l'artère plantaire.

e, e. Anastomose des deux artères plantaires.

f. Coulisse formée par le petit sésamoïde, et sur laquelle passe l'expansion du tendon perforant.

PLANCHE III.

Cette planche renferme les fers les plus communément employés, tant pour les maladies que pour les vices et défectuosités du pied ; on n'a donné ici qu'une esquisse de chaque sorte de fers, que l'on doit varier suivant les circonstances et l'état du pied. Ces divers modèles, représentés en petit et au simple trait, sont placés suivant l'ordre dans lequel ont été exposés les vices, défectuosités et maladies qui les requièrent, et ils sont distingués par ordre numérique.

N°. 1. Fer ordinaire et un peu couvert. Il convient pour les grands pieds, surtout quand ils sont évasés et qu'ils ont des dispositions à devenir plats.

2. Fer à demi couvert, usité pour les pieds plats. Il doit avoir plus ou moins d'ajusture, suivant l'état de la défectuosité.

3. Fer couvert, auquel on donne l'ajusture convenable au pied comble. En raison de sa largeur, ce fer doit avoir généralement peu d'épaisseur, afin de ne pas être trop lourd.

4. Fer couvert et à bord renversé. On l'emploie dans certains pieds combles, où le bord de la paroi est en quelque sorte dérobé par la sole.

5. Fer léger, à branches raccourcies. Il est propre à des pieds encastelés, ainsi qu'à ceux dont les talons sont serrés.

6. Fer à planche et à branches raccourcies. Il convient dans l'encastelure et les pieds serrés, qui ont une bonne fourchette.

7. Fer à crémaillère que l'on avait imaginé pour produire l'écartement des talons trop serrés, et que l'on employait aussi dans l'encastelure. Lorsque le fer était attaché, on forçait en dehors, au moyen d'une traverse, les deux branches qui sont à charnières, et qui portent à leur bord interne plusieurs coches, destinées à recevoir les extrémités de la traverse. Ce fer n'est plus usité ; nous n'en avons donné la figure que comme objet de curiosité, et pour éviter le reproche de ne pas le connaître ou de l'avoir oublié.

8. Fer à patin, très-peu usité, mais très-utilement employé dans les chevaux qui n'osent pas s'appuyer sur un pied. Ce fer doit toujours s'attacher au pied opposé au malade.

9. Fer étranglé et tronqué de la pince, où il porte un pinçon qui s'incruste dans la corne. Ce fer est étampé très-gras, afin de laisser beaucoup de garniture en quartier, et il est employé pour les pieds étroits et prolongés en pince.

10. Fer à lunette, dont on fait usage quand les talons sont douloureux, et que l'on ne peut pas y établir un point d'appui.

11. Fer propre aux pieds dérobés.

12. Autre modèle de fer, destiné, comme le précédent, pour les pieds dérobés ; on l'emploie aussi pour les chevaux cagneux.

13. Fer dit *à la florentine*, qui a la pince prolongée, et qui est très-usité dans les pieds rampins.

14. Autre fer à la florentine, avec la pince prolongée en bec de flûte, et ayant la même destination que le précédent.

15. Fer à la turque et à étampures d'un seul côté. On fait usage de ce fer pour les chevaux qui se coupent en talons et en quartier ; on peut aussi l'employer dans certains chevaux panards.

17. Fer à demi-lunette ou à une branche tronquée. Il est employé toutes les fois que l'on est obligé d'enlever le quartier.

18. Autre fer à demi-lunette ou à une branche tronquée. Ce fer porte un crochet, propre à maintenir la bande et à favoriser les pansemens.

19. Autre fer à demi-lunette ou à une branche tronquée. On voit un poinçon postiche, au bord duquel se fixe une plaque de cuir, qui couvre l'appareil et met le cheval dans le cas de travailler.

20. Autre fer à une branche tronquée et à planche oblique. Ce fer, dans lequel on dispose la planche suivant l'état du pied, s'emploie dans les faux quartiers, à la suite des opérations de javarts cartilagineux à peu près guéris.

21. Fer à dessolure, et que l'on doit modifier suivant les circonstances.

22. Fer à planche, que l'on emploie communément à la suite des opérations de javarts bien guéris, et quelquefois aussi dans le cas de talons faibles, mais qui ne peut servir, qu'autant que la fourchette peut supporter un point d'appui.

23. Fer à lunette et à un oignon. Ce fer est usité dans les pieds affectés d'une bleime et d'un oignon du même côté.

24. Fer à oignon de chaque côté.

25. Fer échancré, employé dans le cas de cerise, de bleime, de brûlure, etc. Il sert pour fixer l'appareil, et donne la facilité de faire le pansement sans être obligé de déferrer.

26. Fer échancré en pince, convenable dans l'opération de la seime.

27. Fer à employer pour consolider le pied qui a subi l'opération de la seime. Ce fer porte un pinçon postiche ou continu, et dont le bord est pourvu de petits trous pour attacher une plaque de cuir, propre à fixer l'appareil et à empêcher l'abord des corps étrangers

PLANCHE IV.

Figure 1ʳᵉ.

Pied de bœuf coupé au-dessus du boulet, et dans lequel s'observent les ligamens antérieurs et les tendons extenseurs, ainsi que le ligament interdigité.

a. Tendon provenant des muscles extenseurs, et fournissant les deux branches internes *a, a,* qui vont s'insérer au sommet de la protubérance antérieure des os des onglons.

b, b. Branches tendineuses externes, qui émanent aussi des muscles extenseurs, et se terminent à la partie supérieure et antérieure des os des couronnes. Ces branches se continuent de chaque côté, et concourent à former les ligamens latéraux externes.

c, c. Les deux ligamens latéraux internes, dont un pour chaque onglon.

d. Ligament transversal interdigité.

Figure 2.

Même coupe que la précédente, vue par-derrière, et destinée à représenter les tendons postérieurs du pied.

a. Ligament transversal interdigité.

b, b, b, b. Tendon perforant sortant de la gaîne du perforé, et étant maintenu par plusieurs brides ligamenteuses contre la face postérieure des os des paturons et des couronnes.

c, c. Branche interne du perforé.

d, d. Grand anneau ligamenteux, qui maintient les tendons fléchisseurs dans la coulisse des grands sésamoïdes *e, e.* Première bride ligamenteuse.

f, f. Deuxième bride ligamenteuse.

FIGURE 3.

Même coupe que les deux précédentes, étant vue par la face postérieure, et ayant pour but de donner une idée de la disposition des vaisseaux sanguins.

a, a, a. Artère plantaire, qui descend depuis le bas du canon jusqu'aux deux onglons, correspond aux artères latérales du pied du cheval, et fournit pour chaque onglon deux branches, dont une s'insinue dans l'intérieur de l'os à la faveur du trou placé contre la protubérance antérieure; tandis que l'autre branche gagne le côté interne de l'onglon, et se ramifie dans le tissu réticulaire.

b, b, b. Veine plantaire, et qui, dans l'ordre de la circulation, correspond à l'artère du même nom.

c. Veine préplantaire, qui n'existe que dans les pieds de devant.

d. Tendon provenant des muscles extenseurs, qui donne les deux branches *e, e.*

FIGURE 4.

Dans cette figure, on remarque le canal folliculaire du pied du mouton, ainsi que la face interne de chaque onglon.

a. Sinus biflexe interdigité.

b. Ligament interdigité.

c. Ouverture du réservoir folliculaire.

d. Surface interne et rugueuse de l'onglon

(379)

Figure 5.

Pied du mouton, où l'on trouve l'ouverture du réservoir folliculaire marquée par la lettre *a*, et de laquelle sort le petit bouquet de poils.

PLANCHE V.

Figure 1re.

Pied du porc domestique, étant vu par sa face postérieure et dans son état naturel.

a, a. Talons des grands onglons, parties flexibles et sur lesquelles se fait plus particulièrement l'appui.

b, b. Sole du pied.

c, c. Les deux petits onglons, qui, en s'écartant du membre, concourent à débarrasser l'animal quand il est embourbé, et à le soutenir sur des terrains mouvans.

Figure 2.

Patte de derrière du chien, représentée par la face postérieure, et dans laquelle s'observent les tubercules plantaires et les ongles.

a. Le gros tubercule plantaire médian, et ayant la forme d'un trèfle.

b, b, b, b. Les quatre petits tubercules plantaires, dont un pour chaque doigt.

c, c, c, c. Les quatre ongles creux et obtus.

Figure 3.

Patte de devant du chien, où l'on remarque les mêmes objets que dans la figure précédente, et de plus l'enveloppe chagrinée des tubercules plantaires, le coussinet de chacun de ces tubercules, ainsi que la callosité du genou , ou plutôt du poignet.

a, *a*. Coussinet plantaire, qui forme la base de chaque tubercule.

b, *b*, *b*. Enveloppe chagrinée de chaque tubercule.

c. Callosité du genou ou poignet, dont l'organisation est la même que celle des tubercules.

d. Petit doigt correspondant au pouce de l'homme sans en avoir ni la longueur, ni la mobilité , ni les propriétés ; ce doigt ne constituant qu'une sorte d'appendice sans usage connu.

Figure 4.

Patte antérieure du chien, étant vue par-devant, et re-présentant la disposition des doigts.

a, *a*. Les deux grands doigts médians.

b, *b*. Les deux doigts latéraux.

c. Le petit doigt.

d, *d*, *d*, *d*. Les tubercules plantaires.

Figure 5.

La patte de derrière du chat, représentée par la face plantaire, et les ongles étant cachés dans leur étui.

a. Le gros tubercule plantaire médian.

b, *b*, *b*, *b*. Les tubercules des doigts.

FIGURE 6.

Patte antérieure du chat, représentée comme la précédente, mais les ongles étant développés.

a. Le gros tubercule plantaire médian.

b. La callosité du genou ou poignet.

c, c, c, c, c. Les cinq griffes sorties de leur étui.

PLANCHE VI.

FIGURE 1re.

Patte d'un vieux coq, où l'on voit l'ergot et la disposition des écailles.

a. Tige de la patte, recouverte de petites écailles.

b. L'ergot.

c, c, c. Les trois grands doigts, unis par des palmures.

d. Le petit doigt, qui est postérieur et sert à l'animal pour se percher.

FIGURE 2.

Patte d'un poulet, vue par la surface plantaire

a. Le gros tubercule médian.

b. Tubercules plantaires des doigts.

c, c, c. Les ongles des doigts.

FIGURE 3.

Patte de pigeon, dont les trois doigts antérieurs n'ont point de palmures, et portent de gros tubercules plantaires

Figure 4.

Patte d'un jeune dindon, dans laquelle on voit la disposition des écailles et des deux palmures qui réunissent la base des trois doigts antérieurs.

Figure 5.

Patte d'oie, où l'on remarque la disposition des palmures du petit doigt.

a. Tige de la patte.

b, b, b. Les trois doigts antérieurs.

c, c. Les deux palmes qui réunissent les trois doigts précédens et complètent la rame.

c. Le gros tubercule plantaire médian.

d. Petit doigt postérieur, qui n'a pas d'usage bien déterminé.

Figure 6.

Patte de canard, représentant les mêmes objets que la précédente.

a. Petit doigt postérieur.

b, b, b. Les trois doigts antérieurs.

ERRATA.

Page xxxvj, ligne 1re.. *au lieu de* la tableau, *lisez* le tableau.

Page 80, ligne 20, *au lieu de* au pinçon, *lisez* un pinçon.

Page 348, ligne 7, *au lieu de* saigner la partie, *lisez* de faire saigner la partie.

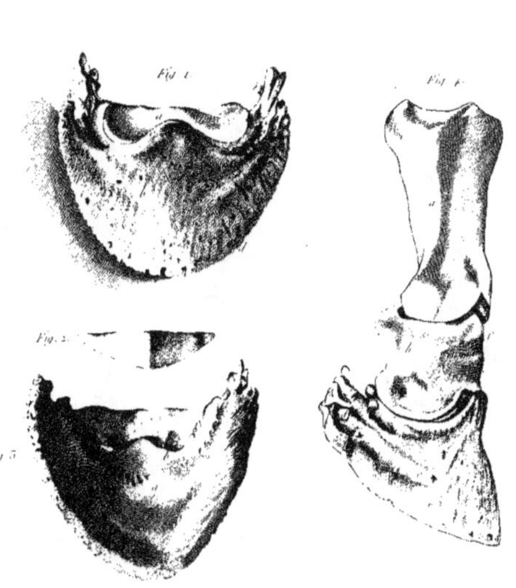

Fig. 1
Fig. 2
Fig. 3

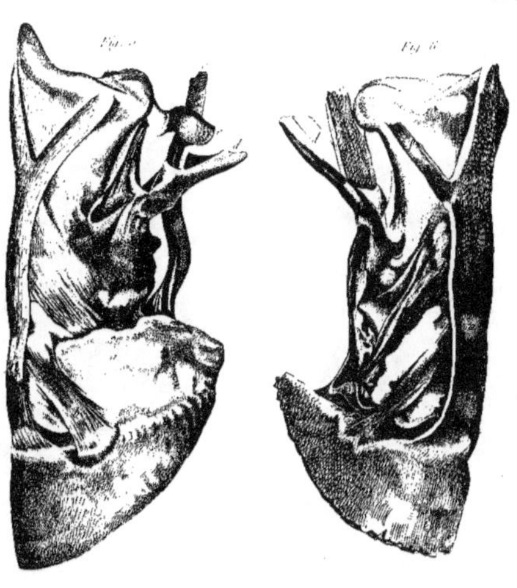

Fig. 4
Fig. 5
Fig. 6

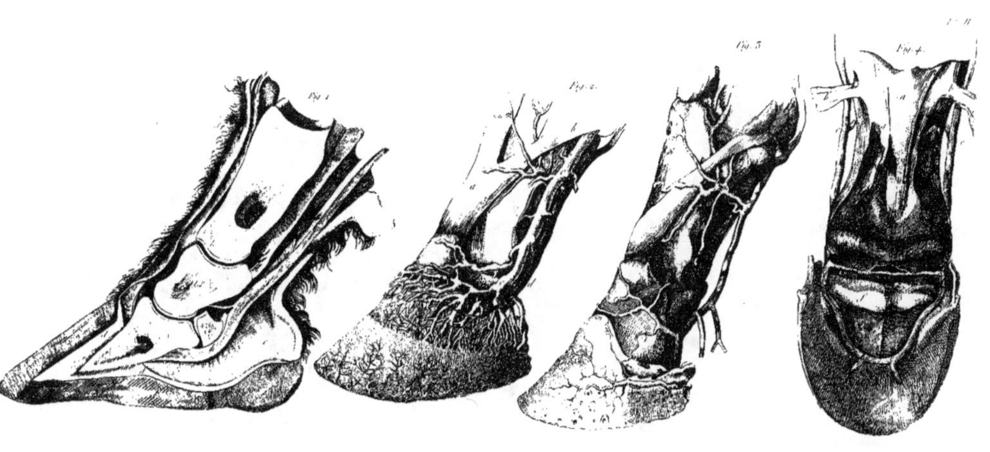

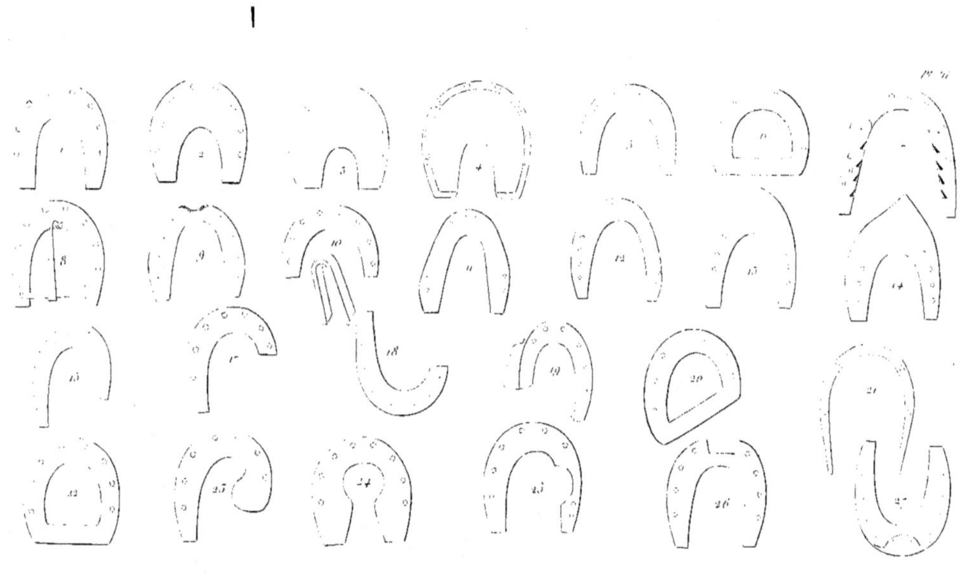

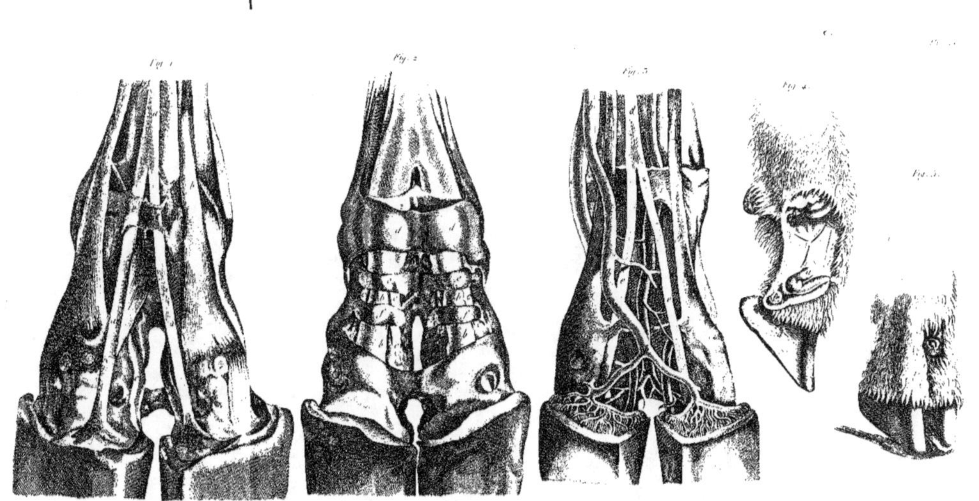

Fig. 1
Fig. 2
Fig. 3
Fig. 4
Fig. 5

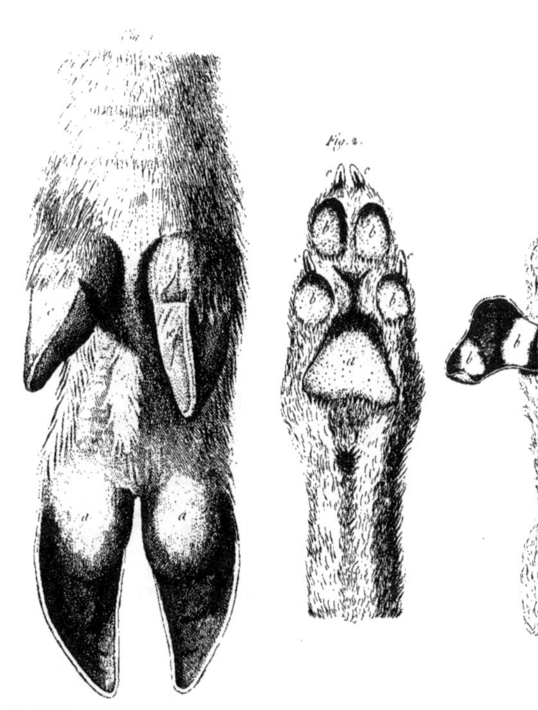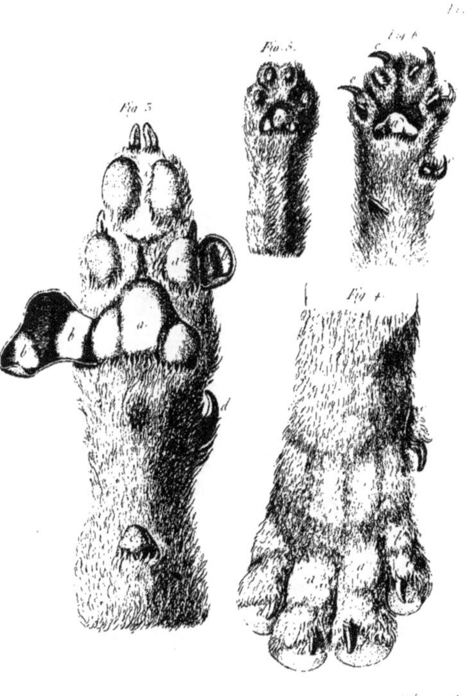

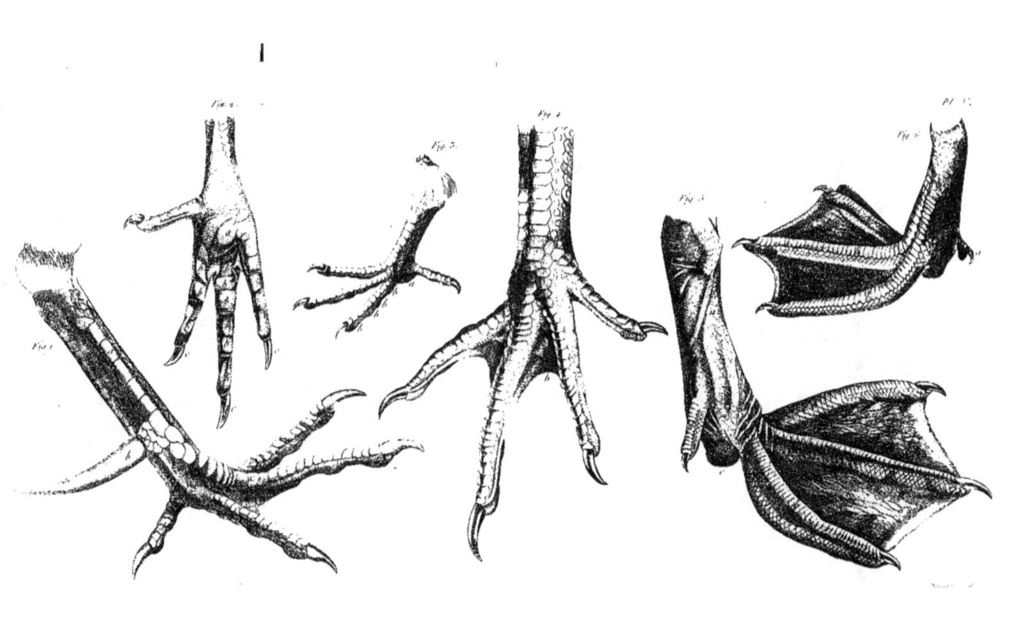